AF648539

Pflege PRAXIS

Birgit Proske

Vom Umgang mit Trauer im Pflegealltag

Wie Sie Formen von Trauer erkennen, Pflegebedürftige besser verstehen und heikle Alltagssituationen meistern können

Empathisch, souverän und hilfreich reagieren

schlütersche

Birgit Proske begleitet seit mehr als 25 Jahren Menschen in schönen und schweren Phasen des Lebens, u. a. als Pfarrerin, Klinikseelsorgerin, Sterbe- und Trauerbegleiterin und in der psychosozialen Betreuung in Pflegeeinrichtungen. Diese Erfahrungen bringt sie mit ihrer Firma »Abschiedskultur Birgit Proske« auch als Dozentin in Fortbildungen im Bereich »Sterben, Tod und Trauer« in die Pflegebranche ein.
https://linktr.ee/brueckenbauerinbirgitproske

»Trauer hat viele Gesichter. Erst mit dem richtigen Know-how werden Sie sicherer im Umgang mit trauernden Klienten und ihren Angehörigen.«

BIRGIT PROSKE

pflegebrief

– die schnelle Information zwischendurch
Anmeldung zum Newsletter unter www.pflegen-online.de

Bibliografische Information der Deutschen Nationalbibliothek
Die Deutsche Nationalbibliothek verzeichnet diese Publikation in der Deutschen Nationalbibliografie; detaillierte bibliografische Daten sind im Internet über https://dnb.de abrufbar.

ISBN 978-3-8426-0896-2 (Print)
ISBN 978-3-8426-9184-1 (PDF)
ISBN 978-3-8426-9185-8 (EPUB)

Originalauflage

© 2023 Schlütersche Fachmedien GmbH, Hans-Böckler-Allee 7, 30173 Hannover
www.schluetersche.de

Aus Gründen der besseren Lesbarkeit wurde in diesem Buch gelegentlich die männliche Form gewählt, nichtsdestoweniger beziehen sich Personenbezeichnungen gleichermaßen auf Angehörige des männlichen und weiblichen Geschlechts sowie auf Menschen, die sich keinem Geschlecht zugehörig fühlen.
Autorin und Verlag haben dieses Buch sorgfältig erstellt und geprüft. Für eventuelle Fehler kann dennoch keine Gewähr übernommen werden. Weder Autorin noch Verlag können für eventuelle Nachteile oder Schäden, die aus in diesem Buch vorgestellten Erfahrungen, Meinungen, Studien, Therapien, Medikamenten, Methoden und praktischen Hinweisen resultieren, eine Haftung übernehmen. Insgesamt bieten alle vorgestellten Inhalte und Anregungen keinen Ersatz für eine medizinische Beratung, Betreuung und Behandlung.
Etwaige geschützte Warennamen (Warenzeichen) werden nicht besonders kenntlich gemacht. Daraus kann nicht geschlossen werden, dass es sich um freie Warennamen handelt.
Alle Rechte vorbehalten. Das Werk ist urheberrechtlich geschützt. Jede Verwertung außerhalb der gesetzlich geregelten Fälle muss vom Verlag schriftlich genehmigt werden.

Lektorat: Claudia Flöer, Text & Konzept Flöer
Covermotiv: Kzenon – stock.adobe.com
Covergestaltung und Reihenlayout: Lichten, Hamburg
Satz: Sandra Knauer Satz · Layout · Service, Garbsen
Druck und Bindung: Salzland Druck GmbH & Co. KG, Staßfurt

Inhalt

Grußwort

Eine lebensfrohe und immer gut gelaunte Persönlichkeit: Das ist das Erste, was mir einfällt, wenn ich an Birgit Proske denke. Vor allem, wenn ich an die Themen denke, welche sie tagtäglich in ihrer Arbeit begleitet, genießt sie hierfür meinen besonderen Respekt.

Sterben, Tod und die verbundene Trauer sind immer noch Tabuthemen in unserer Gesellschaft – auch bei den Mitarbeitenden in den Pflegeeinrichtungen. Obwohl in den Pflegeeinrichtungen dieses sensible Thema eigentlich schon fast zur »Normalität« gehört, können nicht alle mit dieser Thematik gleich professionell umgehen.

Gibt es denn beim »Versorgen und Begleiten« von Sterbenden sowie beim »Trauern« eine Professionalität? Eine Professionalität ist vielleicht der falsche Begriff, aber die Einrichtungen können spezielle Konzepte und Kulturen implementieren, welche für die Pflegekund*innen am Lebensende ein würdevolles Sterben bedeutet und für die Mitarbeitenden in der Pflege eine Stärkung der persönlichen Resilienz.

Hier kommt Birgit Proske ins Spiel. Sie ist mit ihrer lebensfrohen Persönlichkeit eine Bereicherung, um dieses Thema auch fachlich zu betrachten. Mit ihren Fortbildungen und Seminaren für die Pflege- und Betreuungskräfte motiviert, fördert und begeistert sie die Mitarbeitenden, um in den Einrichtungen die Abschiedskultur als wichtigen und nicht zu tabuisierenden Schwerpunkt zu betrachten und zu implementieren.

Ich selbst biete im Bereich der Pflege viele Fortbildungen an und durfte und darf Birgit Proske hier zu »Sterben, Tod und Trauer« schon an viele Einrichtungen empfehlen. Die Rückmeldungen waren jedes Mal hervorragend.

An dieser Stelle kann ich Birgit Proske nur beglückwünschen zu diesem wundervollen Buch. Es ist eine fachliche Bereicherung für alle in der Pflege arbeitenden Menschen.

Birgit Proske ist eine ständig sich reflektierende und sich weiterentwickelnde Persönlichkeit. Ihre Leidenschaft ist gleichzeitig ihre Mission. »Ein würdevolles Sterben, eine für jeden Menschen individuelle Abschiedskultur entwickeln und mit der Trauer gefestigt und menschlich umzugehen.«

Wer denkt, dass Humor hier keinen Platz hat, hat sich hier getäuscht. Freude und Humor sind ein wichtiger Bestandteil, aber das kann Birgit Proske in diesem Buch besser erzählen und darstellen.

Ich wünsche allen Leser*innen viel Spaß mit dieser so wertvollen Lektüre und bedanke mich bei Birgit Proske für ihren wertvollen und so wichtigen Beitrag zu diesem Thema und wünsche ihr weiterhin Freude, Leidenschaft und Motivation, um die Mitarbeitenden in der Pflege fachlich und menschlich zu unterstützen.

Ettenheim, im Oktober 2022

Sascha Schmieder
www.schmieder-management.de

Einführung

Die drei folgenden Begebenheiten sollen illustrieren, wie höchst unterschiedlich sich Trauer äußern kann. Vielleicht ist Ihnen auf den ersten Blick gar nicht bewusst, dass die Gemeinsamkeit in den folgenden drei Szenarien darin liegt, dass sie mit Trauer zu tun haben:

»Sie lassen meine Mutter verwahrlosen!«
Frau B. liegt ruhig in ihrem Bett. Sie trägt ihr geliebtes Nachthemd, obwohl es Flecke hat. Doch Frau B. liegt im Sterben und niemand – weder Pflege- noch Betreuungskräfte – möchte es ihr jetzt noch zumuten, gewaschen und umgezogen zu werden. Außer ihrer Tochter. Die wirft einen Blick auf ihre Mutter, hastet durch die Flure, stößt auf die Betreuungskraft N. und schreit: »Sie lassen meine Mutter ja völlig verwahrlosen! Ich erwarte, dass Sie sie aus dem Bett holen. Ich will, dass sie einen Termin beim Frisör bekommt. Ich will, dass sie zum Bingo mitgenommen wird!«

Die Betreuungskraft entgegnet ruhig: »Frau B., Ihre Mutter stirbt. Sie kann und sollte nicht mehr aus dem Bett genommen werden.«

»So ein Blödsinn!«, keift die Tochter und läuft mit schnellen Schritten den Flur entlang. »Ich muss die Pflegedienstleitung finden…!«

»Warte doch, …«
Frau H. zerrt auf dem Flur an ihrer Mutter herum: »Nun komm schon! Was dauert das heute wieder lange! Ich hab nicht so viel Zeit! Komm schon, wir wollen doch in die Cafeteria!« – »Warte doch, warte, ich kann nicht so schnell«, sagt die Mutter verzweifelt, »immer diese Hektik mit dir, wenn du kommst! Ich kann nicht so schnell. Ich möchte erst noch auf die Toilette…« Die Tochter verdreht die Augen und stapft schließlich mit großen Schritten voraus.

»Ich hätte Euch niemals weggegeben!«
Das Auto rollt langsam vor dem Pflegeheim aus. Darin sitzen die 84-jährige Mutter, ihre 50-jährige Tochter und deren Mann. Die Türen öffnen sich, eine Pflegekraft kommt aus dem Heim dazu, will die alte Dame freundlich

in Empfang nehmen. Doch diese weigert sich standhaft auszusteigen. »Ich gehe in kein Heim! Lieber sterbe ich hier und jetzt! Ich rede kein Wort mehr mit euch, wenn ihr mich hier absetzt!«

»Aber Mutter, wir haben doch alles besprochen! Du warst hier und hast dein Zimmer schon gesehen. Du hattest zugestimmt, hierherzukommen.« Die Tochter bemüht sich um einen sanften Ton, doch der wirkt eher anspornend auf die alte Dame: »Aber jetzt will ich nicht mehr! Ich will nach Hause. Ich war immer für euch da und hätte euch niemals weggegeben!«

»Das ist unfair und das weißt du! Wir können dich zuhause nicht pflegen. Ich dachte, dass wir alles besprochen hätten ...« (die Tochter kann ihre Tränen kaum mehr zurückhalten.)

Die Pflegekraft schaltet sich ein und sagt: »Frau Müller, wir freuen uns doch auf Sie! Wollen Sie es nicht versuchen? Kommen Sie, der Kaffeetisch ist schon gedeckt. Ihre Zimmernachbarin freut sich schon auf Sie ... «

Ich möchte Ihnen mit diesem Buch Mut machen, sich mit den unterschiedlichen Formen von Trauer bewusst auseinander zu setzen. Sie werden einen Blick dafür bekommen, Tipps und Sicherheit im Umgang mit Formen von Trauer und für die angemessene Reaktion darauf. Es wird Ihnen nach und nach leichter fallen, dieses Wissen im Pflegealltag zu integrieren. Selbst-Reflexionen in Übungen sind Teil dieses Buches und vertiefen seinen Inhalt. Im Anhang finden Sie alle Übungen im Überblick, um sie hier und da auch noch einmal zu wiederholen.

Und nun viel Freude beim Lesen, Stöbern und Ausprobieren!

Elzach, im Oktober 2022 Birgit Proske

1 Was ist Trauer? Welche Formen begegnen uns im Pflegealltag?

1.1 Was ist »Trauer« eigentlich?

Definition **Trauer**

*»Trauer ist ein Prozess bei der Bewältigung von Trennung, etwa als Reaktion nach dem Tod eines geliebten Menschen, nach der Auflösung einer Liebesbeziehung oder Partnerschaft oder auch bei einem sonstigen schwer empfundenen Verlust (Menschen, zu denen eine emotionale Bindung besteht, Fähigkeiten, Möglichkeiten, Perspektiven, Visionen, Tiere, Pflanzen und Gegenstände).«**

* https://de.wikipedia.org/wiki/Trauer

Von zahlreichen Definitionen von Trauer erscheint mir diese am treffendsten, v. a. für Situationen, wie Sie sie in der Einführung (▶ S. 9) lesen konnten. Sie sind in Ihrem Beruf als Pflege- oder Betreuungskraft viel häufiger mit Trauer konfrontiert, als Ihnen möglicherweise bewusst ist. Ich möchte Ihnen dieses Bewusstsein nahebringen und mit in Ihren Dienst geben. Dann können Sie auch ganz anders reagieren. Es braucht nicht unbedingt einen Todesfall, damit Menschen Trauer durchleben. Es erscheint mir viel mehr so, dass am allerhäufigsten Trauer ohne Tod erlebt wird.

1.1.1 Abschiede und Verluste im Leben

Übung

Verluste im Leben

Bitte nehmen Sie sich etwas Zeit und schreiben Sie auf, welche Verlust- und Abschiedssituationen Ihnen in Ihrem Leben einfallen – von der Kindheit bis zum heutigen Tag (von der Puppe, die kaputt ging, über die Freundin, die wegzog, den Auszug der Kinder aus dem Haus, den Wechsel der Stelle, den geplatzten Träumen usw.)

Es gibt unterschiedliche Auslöser für Trauerreaktionen mitten im Leben, was vielen von uns gar nicht bewusst ist. Denken Sie an eine Scheidung. Mancher »Neu-Single« stürzt sich gleich in die nächste Beziehung, ohne sich wirklich innerlich von der vorherigen verabschiedet zu haben. Ohne überlegt zu haben, was passiert ist und warum die Beziehung nicht mehr so erfüllend war wie zu Beginn. Was wird aus der neuen Beziehung, wenn die alte Partnerin oder der alte Partner (innerlich) noch dabei ist? Ein bewusstes Innehalten und Trauern wäre sicherlich unterstützend und hilfreich für die nächste Beziehung. Bewusstes Trauern hilft zu sortieren, was aus den Fugen geraten ist.

Oder denken Sie an eine schwere Krankheit, einen Unfall: Plötzlich steht das Leben Kopf und alle Pläne, die geschmiedet wurden, sind unerfüllbar. Der geliebte Beruf kann womöglich nicht mehr ausgeübt werden: Da ist Trauern angezeigt um zu verarbeiten, was geschehen ist.

Das Gleiche gilt beim (selbst verschuldeten) Verlust des Arbeitsplatzes. Wenn wir nicht trauern und nachdenken, was passiert ist und warum, dann schleppen wir alle Probleme weiter mit uns herum. Es ist gut und innerlich hilfreich, einen bewussten und durchdachten Abschluss zu finden. Das kann unterstützend auch durch ein Trennungsritual geschehen, das ganz leicht selbst zu Hause durchgeführt werden kann.

Tipp

Im Buch »Die Strichmännchen-Technik. Für emotionale Selbstheilung, Lösung aus Abhängigkeiten und gute Beziehungen« von Lucie Bernier und Robert Lenghan* finden Sie wunderbare Möglichkeiten, um wieder frei oder zumindest freier zu werden. Die verschiedenen Techniken können schnell und überall angewandt werden.

* Bernier L, Lenghan R et al. (2017): Die Strichmännchen-Technik: Für emotionale Selbstheilung, Lösung aus Abhängigkeiten und für gute Beziehungen - nach Jacques Martel. VAK, Kirchzarten

Die kleinen Episoden zu Beginn dieses Buches gehören auch in diese Rubrik: »Trauer ohne Todesfall«: Da ist

1. die Tochter, die nicht versteht, in welchem Zustand ihre Mutter bereits ist. Sie trauert so sehr um die Veränderung, dass sie die Palliativsituation der Mutter nicht sehen möchte oder kann.
2. die Tochter, die nicht mithalten kann mit dem voranschreitenden Alter der Mutter. Sie versteht nicht, dass nun alles langsamer geht und dass sich die Mutter nicht auf das Tempo der Tochter einstellen muss, sondern umgekehrt, die Tochter auf das langsamere Tempo der Mutter.
3. der alte Mensch selbst, als er merkt, dass es nun ernst wird mit »Einzug ins Pflegeheim«. Und an diesem Tag war ihm so gar nicht danach.

1.1.2 Trauermodelle

Wie können wir besser verstehen, was Trauer bedeutet und was bei trauernden Menschen passiert? Durch Trauermodelle wird versucht, Abläufe des Trauerns bewusst zu machen und damit zugleich handhabbar.

Verena Kast: Trauer in Phasen

Eine der Vorreiterinnen war hier die Schweizer Psychoanalytikerin Verena Kast. Sie entwarf als eine der Ersten ein Phasenmodell[1], in dem sie davon ausgeht, dass Trauerbewältigung in vier Phasen abläuft. Das Modell hilft zu verstehen, welche Gefühle der Tod eines geliebten Menschen in Trauernden auslöst und wie diese in unterschiedlichen Phasen der Trauer verarbeitet werden.

1. Phase: Nicht-Wahrhaben-Wollen

Am Anfang des Trauerprozesses, unmittelbar nach dem Tod eines Familienangehörigen oder Freundes, stehen Trauernde unter Schock. Gefühle sind dabei: Hilflosigkeit und Ohnmacht und der Tod soll nicht wahr sein. Leugnung des Verlustes ist sogar normal. Diese Phase kann Stunden und Tage, manchmal aber auch Wochen anhalten.

2. Phase: Aufbrechende Emotionen

Die zweite Phase der Trauer wird von Gefühlsausbrüchen bestimmt: Wut, Schmerz, Zorn und Schuldgefühle gehören hierher. Die Nähe zum Verstorbenen hat Einfluss auf die Dauer der Trauer: Steht er nahe oder ist es ein flüchtiger Bekannter? Diese Phase kann Wochen oder Monate, in manchen Fällen sogar Jahre dauern. Diese Gefühle müssen zugelassen und dürfen nicht unterdrückt werden. Sie sind Teil der Trauerarbeit.

3. Phase: Suchen und Sich-Trennen

Im Mittelpunkt dieser Phase der Trauer steht die Auseinandersetzung mit dem Verstorbenen und seinem Tod. Orte, die mit dem Verstorbenen verbunden sind und Ereignisse, die gemeinsam dort erlebt wurden, sind in die-

[1] Kast V (2013): Trauern: Phasen und Chancen des psychischen Prozesses. Herder, Freiburg

ser Zeit von besonderer Bedeutung. Es werden viele Zwiegespräche geführt. Diese Zeit kann sich über Wochen und Jahre hinziehen. 1

4. Phase: Neuer Selbst- und Weltbezug

Am Ende dieser abschließenden Phase des Trauerprozesses finden viele Trauernde ihren inneren Frieden. Sie beginnen den Tod zu akzeptieren. Der Schmerz über den Verlust des Verstorbenen tritt in den Hintergrund. Es ist die Zeit neuer Pläne, ohne den Verstorbenen an der Seite zu haben. Die Erinnerung an den Verstorbenen bleibt weiterhin ein wichtiger Teil ihres Lebens.

Info

An diesem Modell wird kritisiert, dass es zu statisch sei und Trauer eben bei unterschiedlichen Menschen ganz unterschiedlich ablaufen könne.

William Worden: Trauer als Aufgabe

Der amerikanische Psychologie-Professor William Worden entwickelte ein Aufgabenmodell[2]. Er geht davon aus, dass der Trauernde keine Phasen durchlebt, sondern Aufgaben erhält, die er annehmen, stilllegen oder auch ablehnen kann. Genauso gut kann der Trauernde auch wieder zu einer evtl. schon bearbeiteten Aufgabe zurückspringen. Trauer ist nach Worden ein wechselhafter Prozess:

- Aufgabe 1: Den Verlust als Realität akzeptieren
- Aufgabe 2: Den Schmerz verarbeiten
- Aufgabe 3: Sich an eine Welt ohne die verstorbene Person anpassen
- Aufgabe 4: Eine dauerhafte Verbindung zu der verstorbenen Person inmitten des Aufbruchs in ein neues Leben finden.

[2] Worden W (2017): Beratung und Therapie in Trauerfällen: Ein Handbuch. Hogrefe, Göttingen

Aufgabe 1: Den Verlust als Realität akzeptieren

Es ist immer eine große Aufgabe, für wahrzuhalten, was man als Nachricht erhielt: Ein geliebter Mensch ist gestorben. Auch wenn er alt war oder lange krank und man ihn begleitet hat – Die Nachricht muss erst einmal sacken und in allen Zellen des Körpers ankommen. Das dauert seine Zeit, zumal Menschen oftmals dazu neigen, eine solche Hiobsbotschaft beiseitezuschieben und sie für unreal zu halten.

Hilfreich kann es zu diesem Zeitpunkt der Trauer sein, den toten Körper zu sehen und zu berühren, und auch die Trauerfeier zu erleben. Das Hinablassen des Sarges oder der Urne ist ein zentraler Moment im Ritual der »Trauerfeier«, um das zu begreifen.

Die Menschen, die Abschied nehmen wollen und dem Toten die letzte Ehre erweisen, erzählen von seinem Leben, Lustiges und Schicksalhaftes, ganz Individuelles aus der Erinnerung. Es kommt nicht selten vor, dass Trauernde erzählen, sie hätten den Verstorbenen gesehen, gehört, gerochen und können dann immer wieder in diese Aufgabe zurückfallen, den Verlust des Menschen als Realität akzeptieren zu müssen. Dieses Spüren des Verstorbenen kommt noch lange vor, begleitet manche Menschen über Jahre.

Aufgabe 2: Den Schmerz verarbeiten

Diese Aufgabe ist umwälzend und berührt den ganzen Menschen. Es kommen nicht selten körperliche und psychische Symptome und heftige Emotionen zusammen. Zum Trauerprozess gehören die Emotionen Angst, Dankbarkeit, Einsamkeit, Kummer, Leere, Liebe, Ohnmacht, Schuld, Sehnsucht, Verzweiflung, Wut. Häufig kommen körperliche Beschwerden dazu, z. B. Herz-, Hals-, Brust,- und Bauchschmerzen, Schlafstörungen, Appetitmangel. Dies alles durchlebt und erlebt ein trauernder Mensch. Und diese Gefühls- und Beschwerdenbreite strengt sehr an.

Wichtig ist, dass der Trauerschmerz vom Trauernden selbst anerkannt und angenommen wird. Dadurch macht er sich auf den Weg seines eigenen Trauerprozesses.

Aufgabe 3: Sich an eine Welt ohne die verstorbene Person anpassen
Die dritte Aufgabe, die sich Trauernden stellt, ist ein Hineintasten in das Leben ohne die verstorbene Person. Nach und nach wird deutlich, was man an dem verstorbenen Menschen hatte und was nun nicht mehr da ist. Wenn ein Ehepartner verstorben ist, wird einem z. B. bewusst, dass ein ganzer Mensch nicht mehr da ist. Dinge, die gemeinsam gemacht wurden, gibt es so nicht mehr. Aufgaben, die aufgeteilt wurden, müssen nun anders oder allein bewältigt werden. Der Lieblingsort, die Lieblingsbank, der Lieblingsurlaubsort – nichts ist mehr wie vorher. Die Welt hat sich verändert.

Ich verspürte noch lange den Impuls, meine Mutter anzurufen, wenn sich etwas besonders Schönes ereignete, um meine Freude mit ihr zu teilen. Erst nach und nach gelang es mir, immer früher innezuhalten und mir darüber klar zu werden, dass das nun nicht mehr geht. Ich habe es ihr dann einfach so erzählt, im Auto sitzend oder wo ich gerade war.

Manchmal müssen auch Fähigkeiten neu erlernt werden: Online-Banking, was der Mann immer gemacht hat. Bügeln, was die Frau sonst immer tat. Manche Witwer lernen im Alter noch viel dazu und sind sehr stolz darauf, dass sie ihr Leben nun allein meistern können.

Aufgabe 4: Eine dauerhafte Verbindung zu der verstorbenen Person inmitten des Aufbruchs in ein neues Leben finden
Im Bereich der Trauer hat sich mittlerweile einiges verändert. Man spricht inzwischen nicht mehr nur vom »Loslassen« des Verstorbenen. Es geht vielmehr darum, das Leben ohne den Verstorbenen neu und anders aufzubauen. In der Hoffnung, dass es wieder ein frohes und erfülltes Leben sein darf. Ein anderes Leben eben – mit der verstorbenen Person im Herzen. Zugleich entstehen neue Wege. Kompromisse sind nicht mehr nötig, die eigenen Wünsche des Trauernden stehen im Fokus. Wenn der Trauerprozess gut läuft, ist hier der Ort, um wieder auf eigenen Füßen im Leben zu stehen und doch einen Platz für den Verstorbenen einzurichten, denn er ist und bleibt Teil des Lebens.

Trauer – das duale Prozessmodell

Nach dem Aufgaben-Modell möchte ich Ihnen ein weiteres Modell beschreiben, das meiner Meinung nach sehr gut abbildet, was in einem trauernden Menschen vor sich geht, welche innere Zerrissenheit es gibt und wie anstrengend das Leben mit Trauer sein kann: das Duale Prozessmodell[3]. Als ich um meine Eltern trauerte, die beide innerhalb eines Monats verstarben, war mir dieses Modell eine sehr gute Hilfe.

Die Auseinandersetzung mit dem Verlust erfolgt in diesem Modell abwechselnd zwischen zwei Polen, die miteinander konkurrieren und sich nicht gleichzeitig bearbeiten lassen. Das bedeutet, die trauernde Person kann sich immer nur einem Pol zuwenden und ist quasi gezwungen, in dieser Zeit den anderen Pol zu verdrängen. Die beiden Pole sind zum einen der »verlustorientierte Pol« und zum anderen der »wiederherstellungsorientierte Pol«.

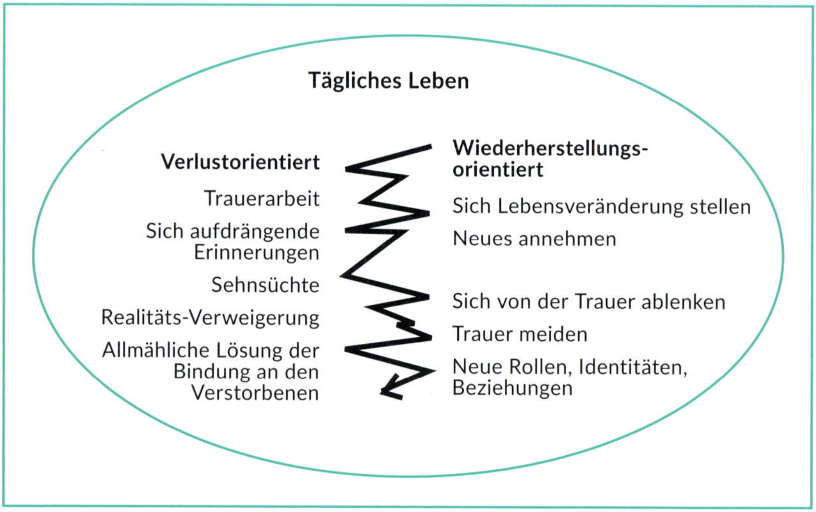

Abb. 1: Das duale Prozessmodell.

[3] Stroebe M, Schut H (1999): »The dual process model of coping with bereavement: rationale and description«, in: Death Studies, Vol. 23, Nr. 3, S. 197–224.

Auf der verlustbezogenen Seite setzen sich Trauernde mit ihren Erinnerungen, Sehnsüchten, Gefühlen und ihrem Schmerz auseinander. Dieser Pol hat also etwas mit der verstorbenen Person und der gemeinsamen Bindung zu tun oder eben der Sache, die verloren ist. Die Auseinandersetzung mit den Gefühlen, die der Verlust hervorruft, hilft, ihn als nicht änderbar anzuerkennen und die Beziehung zum Verstorbenen oder Verlorenen zu bewahren.

Auf der wiederherstellungsorientierten Seite setzen sich Trauernde mit den praktischen Dingen, z. B. der Organisation ihres Alltags und möglicher neuer Lebensperspektiven auseinander. Die wiederherstellungsorientierten Bewältigungsstrategien helfen dabei, das eigene Leben, welches unweigerlich weitergeht, zu reorganisieren, neue Rollen auszuprobieren, neue Beziehungen zu knüpfen. Hier ist Resilienz gefragt, also die Fähigkeit, mit schwierigen Situationen im Leben gut umgehen zu lernen.

Ich selbst habe in meiner Zeit der Trauer erlebt, dass ein Tag gut begann, ich mich also auf der wiederherstellungsorientierten Seite befand. Dann aber kam mir plötzlich ein Duft in die Nase, der mich an meine Mutter erinnerte. Das gute Gefühl endete abrupt und ich war auf der verlustbezogenen Seite. An einem Tag kann beides durchlebt werden, aber eben immer nur eins davon zur selben Zeit.

1.2 Trauer – Leben auf schwankendem Grund

Eine wesentliche Erkenntnis für die Begleitung eines trauernden Menschen ist, dass er hin und her schwankt zwischen Rückschau und Vorausschau, dass es ihm mal besser geht und gleich darauf auch wieder ganz schlecht. Das bedeutet, dass wir Begleitenden sehr sensibel für die momentane Gefühlslage des trauernden Menschen sein und mit eventuellen Rückfällen rechnen müssen. Sie gehören zur Trauerbewältigung dazu, kommen also ganz selbstverständlich im gesamten Trauerprozess vor. Es ist wie ein Ping-Pong-Spiel zwischen den beiden Seiten, zwischen Verlustbetrachtung und Neuorientierung.

Wir können also nicht von uns ausgehen und denken, jetzt ist es doch gut, Frau Maier hat es geschafft, es geht bergauf! Wir müssen uns immer wieder neu auf die aktuelle Gefühlslage und das aktuelle Empfinden einstellen. Das ist in einer Trauerpraxis sicherlich einfacher, wenn bestimmte Termine vereinbart werden, als im Dienst als Pflegekraft, die viel mehr Zeit mit Frau Maier verbringt und sie kurz zuvor noch ganz anders erlebt hat, als evtl. beim nächsten Gang ins Zimmer. Um dann angemessen zu reagieren, ist es wichtig seine Vorstellungen, wie es Frau Maier geht, immer wieder zurückzustellen und ganz im Jetzt bei Frau Maier zu sein, sie achtsam zu beobachten und hinzuspüren, was sie braucht. Ich weiß sehr wohl, dass das im Pflegealltag eine große Herausforderung ist, wo es nur allzu oft schnell gehen muss und im Zimmer eben noch das Tablett abgeholt wird oder Pflegeprodukte aufgefüllt werden. Es ist oft eben keine Zeit für »achtsames Spüren«. Vielleicht kann es trotzdem helfen, einmal tief und bewusst zu atmen, bevor Sie in das Zimmer eines Trauernden gehen.

Übung

Halten Sie inne

Wenn Sie im Stress sind und ein Zimmer betreten, in dem ein Bewohner durch Trauer besonders empfindsam ist, empfehle ich Ihnen die folgende kleine Übung: Halten Sie inne, kurz vor der Tür. Atmen Sie einmal tief und bewusst ein und aus und klopfen Sie mit den Fingerspitzen ein paar Mal sachte auf die Thymusdrüse. Das bringt Sie raus aus dem Stress und lässt Sie wieder bei sich selbst ankommen.

2 Trauer im Alter – theoretische Annäherung

2.1 Fertig werden mit »Immer weniger«

Auch das Alter ist eine Zeit des Umbruchs und neuer – oft schmerzhafter – Erfahrungen. Wir lernen so viel in unserem Leben, aber wer lernt schon, alt zu werden? Wer befasst sich rechtzeitig damit, wie es ist, wenn immer weniger funktioniert, wenn der Körper, die Kräfte, die Energie, der Geist nachlassen?

»Alt werden ist nichts für Feiglinge«, sagt ein Sprichwort. Es verlang tatsächlich Mut, sich selbst einzugestehen, dass nichts mehr so ist wie früher. Meine Mutter prägte den schönen Satz: »Ich habe Schnecken unter den Füßen.« Es geht alles nicht mehr so schnell wie früher und manches geht gar nicht mehr. Wobei es eine gewisse Altersweisheit gibt: Manches muss einfach auch nicht mehr sein, was man früher noch durchgeboxt hätte. Ich merke auch, dass ich in immer mehr Bereichen gelassener werde. Ein wichtiger Prüfstein für mich ist der Satz geworden: »Fühlt es sich leicht an? Leicht und freudvoll? Oder spüre ich, dass es mich stresst und es ein Engegefühl auslöst?« Wenn Letzteres der Fall ist, überlege ich, wie es anders werden kann. Oft gibt es Möglichkeiten, die ich auf den ersten Blick nicht sehen kann, die aber da sind.

Ich erinnere mich an eine Bewohnerin, die partout keinen Rollator haben wollte. So alt und gebrechlich sei sie nun auch wieder nicht. Sie konnte sich nicht vorstellen, dass dieses Hilfsmittel zu ihr gehören und Freude machen würde. Irgendwann nahm sie den Rollator gezwungenermaßen doch mit und nach und nach merkte sie, wie wunderbar frei sie plötzlich war.

Sie konnte wieder selbstständig einkaufen und anderen etwas mitbringen. So gewann sie immer mehr Freude an einem Gefährt, das sie zunächst aus Scham und Trauer über ihre gesundheitliche Lage ablehnte.

Übung

Geben Sie Ihrer Kreativität Raum

Eine schöne Übung*, um die eigene Kreativität zu fördern, wenn etwas anders werden soll, ist es, auf ein Blatt Papier zwei Spalten zu zeichnen. Die linke Spalte bekommt die Überschrift »Geht nicht«, die rechte Spalte erhält die Überschrift: »Geht doch«.

Nun streichen Sie die linke Spalte durch, denn es ist keine Option, dass etwas nicht geht. Dann nehmen Sie sich 30 Minuten Zeit und schreiben die rechte Spalte voll. Lassen Sie die Ideen einfach fließen, ohne zu werten oder zu denken, dass das ja nicht geht... Sie werden sehen, dass auf diese Weise Ihre Kreativität angekurbelt wird. Wenn Teams diese Übung gemeinsam machen, wird es noch kraftvoller, weil die Schreibdynamik auf alle übergreift. Viel Freude beim Ausprobieren!

* Diese Übung habe ich bei Bob Proctor kennen gelernt in seinem großartigen Programm: »Thinking into results – denken Sie sich in Ihre Ergebnisse«. Proctor B (2022): Ändere Dein Paradigma, ändere Dein Leben. Life Success Media, Innsbruck

Wir Mitarbeitenden in der Altenhilfe begegnen täglich dem Alter. Wir befassen uns auch persönlich eher damit als andere in der Gesellschaft. Zum Glück lernen wir dabei auch Menschen kennen, die bis ins hohe Alter noch recht fit sind. Ich erinnere mich mit Freude an eine über 90-jährige Bewohnerin, die lediglich einen Gehstock brauchte, um flott über die Flure zu gehen. Sie sagte mir, wenn eine Mitbewohnerin starb: »Ich hatte ein wunderbares Leben. Und ich bin dankbar für jeden neuen Tag, an dem ich selbst aufstehen kann und noch klar im Kopf bin. Der Herrgott könnte mich ruhig auch holen. Alles ist gut sowie es ist, und irgendwann müssen wir alle sterben. Ich bin bereit!« Sie war bei diesen Worten die Ruhe selbst. Alt und lebenssatt zu sein, dankbar und noch so gesund, das ist doch schön! Was will man mehr!?

Ihre Freundin, eine Schulkameradin, war ebenfalls über 90 Jahre, bevor sie im selben Heim einzog. Bis zum Einzug hatte sie viele Jahre als Ehrenamtliche dort gearbeitet.

Viele ältere fitte Menschen haben ihr Leben lang etwas dafür getan: Sport und Bewegung. In jungen Jahren den Geist geschult, neugierig auf die Welt gewesen und sich mit Neuem befasst. Das Leben positiv betrachtet und die vielen Möglichkeiten gesehen. Sie sind in der Lage, all das wahrzunehmen, was ihnen gegeben wurde und an Gutem widerfährt. Es ist eine Lebenshaltung, die bis ins Alter trägt und aufrecht hält.

Trotz allem kennen wir auch andere Schicksale. So gibt es eine große Anzahl von älteren Menschen, die an einer Depression leiden. Laut der »Deutschen Depressionshilfe« gehören Altersdepressionen neben demenziellen Erkrankungen zu den häufigsten psychischen Erkrankungen im höheren Alter und lassen bei Männern sogar das Suizidrisiko steigen[4]. Oft werden Altersdepressionen nicht erkannt, ärztlich diagnostiziert und behandelt. Es ist nicht nur ein kurzes Stimmungstief, sondern eine ernst zu nehmende Erkrankung, die behandelt werden muss, auch um für mehr Lebensqualität zu sorgen.

Bis alte Menschen in eine Pflegeeinrichtung kommen, spielen sich oft viele Dramen ab. Bei meiner Großmutter, von der ich in der Einleitung schrieb, habe ich es als Jugendliche mitbekommen, was die Veränderungen mit dem alten Menschen und dem familiären Umfeld machen. Es war eine aufwühlende Zeit, mit vielen Tränen und großer Verzweiflung auf allen Seiten. Darüber schreibe ich im nächsten Kapitel genauer (▶ Kap. 2.2).

[4] https://www.deutsche-depressionshilfe.de/depression-infos-und-hilfe/depression-in-verschiedenen-facetten/depression-im-alter

Tipp

Resilienz im Alter, wenn immer weniger geht

- Täglich bewusst dankbar sein für das Gute und Schöne im eigenen Leben
- Die eigenen Ressourcen wahrnehmen und nutzen
- Sich verabschieden von dem, was nicht mehr geht und das bewusst und dankbar wahrnehmen, was noch geht
- Lebensfreude in sein Leben einziehen lassen (z. B. Freundschaften pflegen, Tiere, Blumen, Musik, Kinder, schöne Dinge; etwas unternehmen; alles, was einen persönlich erfreut)

2.2 Demenz – wenn alles zerbröselt

Info

Die Fakten:

- **1,8 Mio.** Menschen in Deutschland sind an einer Demenz erkrankt.
- **8,6 %** aller Menschen über 65 Jahre leben mit einer Demenz.
- **65 %** aller Menschen mit Demenz werden zu Hause betreut und gepflegt.

* https://www.demenzundkommune-bw.de/

»Manchmal meint man eine andere Sprache zu sprechen. – Manchmal ist der Kopf wie leergefegt. – Manchmal möchte man am liebsten unsichtbar sein. – Wer kennt das nicht? Menschen mit Demenz erleben das jeden Tag!«[5]

---

[5] https://www.walldorf.de/aktuell/demenz-im-quartier

Inzwischen ist die Krankheit »Demenz« schon mehr im Bewusstsein unserer Gesellschaft angekommen. Es gibt viele Möglichkeiten, aufgeklärt und unterstützt zu werden: bei Ärzten, in Seniorenbüros, durch Informationsbroschüren und Wissensvermittlung, z. B. der Alzheimer-Gesellschaften[6] usw. Die Alzheimer-Gesellschaft Baden-Württemberg hat ein Projekt gestartet: »Demenz im Quartier«[7]. »Demenz« soll nun endgültig in der Gesellschaft aus der Tabu-Zone herauskommen und in Städte und Kommunen hineingetragen werden.

Dabei erproben fünf Modell-Quartiere Maßnahmen und Angebote, die Menschen mit Demenz und ihre Angehörigen unterstützen und neue Möglichkeiten der Teilhabe schaffen. Sinn des Projektes ist es auch, breitflächig für Demenz und die Folgen der Erkrankung zu sensibilisieren. Es wäre aus meiner Sicht ein tolles Ergebnis eines solchen Projekt-Prozesses, wenn Nachbarn einen demenzkranken Nachbarn im Schlafanzug auf der Straße umherirren sehen, nicht gleich die Polizei riefen, sondern Möglichkeiten und neues Wissen erworben hätten, um gut mit ihm umgehen zu können und ihn wieder erfolgreich nach Hause zu bringen, ohne dass dieser Mensch sich zu sehr schämen muss und ohne dass er zusätzlich noch mehr Angst und Verwirrung durchstehen muss.

Es wäre auch wunderbar, wenn das Wissen in der Gesellschaft immer mehr zunähme und so das Verhalten Menschen mit Demenz gegenüber passender wäre. Wie oft habe ich erlebt, dass alte Ehepartner und Schulkameraden gar nicht zurechtkamen mit der Situation. Es half auch nicht, ihnen Tipps im Umgang mit dem an Demenz erkrankten Menschen zu geben. Es schien für die Folgen dieser Krankheit kein Platz im Kopf zu sein: »Warum weiß er das denn nicht mehr, wir haben es doch schon fünfmal wiederholt?!«, wird sehr vorwurfsvoll und ungehalten gesagt, wenn z. B. vergessen wurde, dass es um 15:30 Uhr einen Arzttermin gab. Immer wird widersprochen und ge-

---

[6] https://www.alzheimer-bw.de/

[7] https://www.alzheimer-bw.de/projekte-angebote/projekt-demenz-im-quartier/ – https://www.demenzundkommune-bw.de/

schimpft. Das zermürbt beide Seiten auf Dauer. Ich wünsche mir, dass das Quartiers-Projekt so viel Wissen über den Umgang mit Menschen mit Demenz verbreitet, dass solche »Gespräche« der Vergangenheit angehören!

In diese Richtung gehen auch die Projekt-Initiativen[8], wie wir vorhandenen Homepages von ausgewählten Quartieren entnehmen können. So konnten z. B. in Offenburg-Bohlsbach in der Projektzeit im örtlichen Mitteilungsblatt regelmäßig Informationen über »Demenz« geschrieben werden. Auf der eigens dafür erstellten Homepage werden auch erste Früchte und Erfolge des mehrjährigen Projektes benannt: *»In den vergangenen 2 Jahren konnten wir das Thema Demenz in der Gemeinde bekanntmachen und darüber informieren. Aus der Sicht einer Außenstehenden ist es gelungen, dass die Gemeinde sich für das Thema geöffnet hat und neue Netzwerke entstanden sind. Dies zeigen unzählige Gespräche und das große Interesse an unseren Veranstaltungen und Angeboten. Vieles haben wir in dieser Zeit bewirkt. Durch Demenztüten an Ostern und Weihnachten, durch Plakate und drei Ambients machten wir auf das Projekt aufmerksam. Mehrere Filmabende für Kinder und Jugendliche fanden statt, in der Lorenz-Oken Schule wurde ein Demenzatelier entwickelt und es gehört inzwischen zum festen Bestandteil der Schularbeit. … Für Erwachsene wurden Workshops angeboten, die auch nach Projektabschluss weiterlaufen … Im Dietrich-Bonhoeffer-Haus fanden Austausch und ein ökumenischer Gottesdienst im Rahmen des Projekts statt. Es ist etwas Wunderbares gewachsen in der Kirchengemeinde und die ökumenischen Gottesdienste sollen auch weiterhin stattfinden. Vielen Dank für die tolle Zusammenarbeit und danke für die Bereitschaft einer Kooperation mit unserem Projekt.«*[9] Durch diese Initiativen kam also etwas in Gang, das nun weiterentwickelt und kommunal mitgetragen werden soll. »Wohnen im Alter« ist ein Thema, das zunehmend an Brisanz gewinnt und unbedingt kreativ angegangen werden sollte.

Die Diagnose »Demenz« und die erlebte Veränderung des betroffenen Menschen setzen einen vielschichtigen Trauerprozess in Gang: Bei der betroffenen Person genauso wie in der Familie, bei den An- und Zugehörigen.

---

8 https://www.offenburg-bohlsbach.de/unser-ortsteil/demenz-im-quartier/ und https://www.walldorf.de/leben-in-walldorf/aeltere-und-pflegebeduerftige/demenz-im-quartier

9 https://www.offenburg-bohlsbach.de/unser-ortsteil/demenz-im-quartier/

Anhand von William Wordens Trauer-Aufgaben-Modell möchte ich Ihnen zeigen, was dabei passieren und sich entwickeln kann. Als Beispiel nehme ich noch einmal meine Großmutter, die an Alzheimer erkrankte:

Aufgabe 1: Den Verlust als Realität akzeptieren

Aufgabe 2: Den Schmerz verarbeiten

Aufgabe 3: Sich an eine veränderte Welt (in dem Fall, an eine Welt mit der Erkrankung Alzheimer) anpassen

Aufgabe 4: Eine dauerhafte Verbindung zum früheren Leben inmitten des Aufbruchs in ein neues Leben finden.

Die ersten beiden Aufgaben sind noch verlustorientiert. Es muss erst einmal darum gehen, Geschehnisse richtig einzuordnen. »Wie kann das sein, was mir da passiert ist?« – »Ach, das kann ja mal passieren.« – … »aber jetzt schon wieder?« – … »Ich weiß gar nicht mehr…!«

Meine Großmutter lebte 500 km entfernt in Köln und die Nachbarschaft war ihr sehr zugewandt. Manchmal riefen sie bei meiner Mutter an, wenn ihnen am Verhalten meiner Großmutter etwas sonderbar vorkam. Als wir einmal zu Besuch waren, entdeckten wir zu unserer Verwunderung viele Kästen Mineralwasser. Das konnte Vorratshaltung sein, aber so viele? Meine Großmutter arbeitete viele Jahre im Büro und so waren Bestellungen normal für sie. Sie bestellte viel, viel, viel mehr. Und dann kam der Knall: Sie bestellte neue Fenster für ihr Haus im Wert von 10.000.- DM (das war in den 1980er Jahren). Wir kamen nur aus dem Vertrag heraus, weil der Unternehmer das Herz am rechten Fleck hatte. Da meine Großmutter noch als geschäftstüchtig galt, hätte er ihn nicht zurücknehmen müssen.

Für meine Großmutter brach ein neuer Lebensabschnitt an, sie zog zu uns. Der Wegzug von Köln und ihrer gewohnten Umgebung fiel ihr sicher nicht leicht. Wie sollte er auch: Krieg, Bomben und Hunger hatte sie überlebt, hatte nach dem Krieg den Führerschein gemacht als eine der ersten Frauen in Köln und die Familie ihres Bruders mitsamt seiner ausgebombten Firma (und deren Mitarbeiter) bei sich aufgenommen, damit sie wieder Fuß fassen konnten. Sie hatte außerdem kurz nach dem Krieg ihren Mann verloren und war Witwe mit zwei kleinen Töchtern.

Ihre positive Einstellung zum Leben, ihren Humor, ihre Menschenfreundlichkeit und ihre Geselligkeit brachte sie zu uns mit. Das gefiel ihr sicherlich gut. Sie war nie gerne allein. Das Einleben gehörte zu den Traueraufgaben drei und vier: sich anpassen an eine veränderte Welt, an eine Welt mit der Erkrankung Alzheimer und dem Umstand, dass ein Leben wie früher nicht mehr möglich ist. Sich also neu einrichten im Leben und die Erinnerung und die Verbindung zum früheren Leben noch aufrechterhalten (solange es eben geht). Da sich die Krankheit ja weiterentwickelt, müssen diese Aufgaben mehrmals bewältigt werden. Bei uns im Haus konnte sie auch nicht bleiben: Wir waren völlig überfordert mit den Veränderungen meiner Großmutter und konnten nicht richtig für sie sorgen. Eines Tages kam ich von der Schule nach Hause und sie hatte alle unsere Teppiche zum Lüften auf die Straße gelegt. Ein anderes Mal nahm sie ihre Tabletten für die ganze Woche auf einmal.

Meine Großmutter kam in ein Pflegeheim, was zunächst uns alle belastete, zumal sie uns anfangs ständig anrief, rund um die Uhr und viel dabei weinte. Wer kann das schon ertragen! Irgendwann ging der Verlauf der Krankheit weiter und weiter. Sie konnte nicht mehr telefonieren, sie schrieb immer noch viel auf. Büroarbeiten waren – wie gesagt – ein großer Teil ihres Lebens. Aber die Zeilen verrutschten ihr zunehmend und ihre Schrift war kaum noch zu lesen. Ihren Frohsinn hatte sie inzwischen wiedererlangt und das war schön. Sie war angekommen in einer eigenen Welt, wo Schuhe in den Kühlschrank gehören und Gefühle eine große Rolle spielen, Gesang und Geselligkeit auch. Und das hatte sie und genoss sie sehr.

Über die Unterstützung Angehöriger bei demenziell erkrankten Eltern, schreibe ich ab ▶ S. 102.

2.3 Wenn Bindungen verloren gehen

Im ambulanten Bereich sind Pflegekräfte und andere Mitarbeitende besonders intensiv mit dem »System Familie« konfrontiert. Sie begegnen Gewohnheiten und Gebräuchen, familiären Ansichten und Ausdrucksweisen und nicht zuletzt dem Machtgefüge einer Familie. Es ist eine komplexe Aufgabe, pflegerisches Fachwissen zu vermitteln, das vielleicht nicht zur Familientradition passt oder zum vorherrschenden Denken. Pflegekräfte sind dem Pflegekunden verpflichtet, doch sie stehen oft zwischen allen Stühlen. Die »Familie« ist keine einheitliche Gruppe. Es mag zwischen Geschwistern Unstimmigkeiten geben und ganz unterschiedliche Arten, die Situation der Eltern zu betrachten. Da ist Vermittlungsgeschick gefragt und ein gutes Gespür für Verbündete zum Wohl des Pflegekunden.

Manchen Beziehungen zwischen Eltern und Kind läuft im Alter im wahrsten Sinne die Zeit davon: Probleme, Verletzungen und Unaufrichtigkeiten wurden nie aufgearbeitet. Auch merke ich in meinem Alltag in Angehörigen-Gesprächen immer wieder, wie schwierig es werden kann, wenn es keine Diskussions- und Kommunikationskultur in der Familie gibt, wenn Vermeidungsverhalten vorherrscht. Nichts wird angesprochen oder geklärt, aufklärende Gespräche unterbleiben, Probleme werden verdrängt.

Wir können davon ausgehen, dass auch im Bereich erwachsener Trauer noch Abläufe wirken, wie sie der britische Psychoanalytiker und Kinderpsychiater John Bowlby und die US-amerikanisch-kanadische Psychologin Mary Ainsworth in ihren Bindungstheorien formulieren.[10] Mary Ainsworth forschte als erste systematisch zur Bindungsqualität (»fremde Situation«) und beschrieb drei Bindungsqualitäten in klinisch unauffälligen Gruppen von Kindern:

1. **Sicher-gebundene Kinder:** Für sie ist die Nähe der Mutter gleichzusetzen mit »Sicherheit«, diese Kinder suchen die Nähe der Mutter und können durch sie getröstet werden (50 %).

---

[10] Bowlby J (2019): Das Glück und die Trauer. Herstellung und Lösung affektiver Bindungen. Klett Cotta, Stuttgart

2. **Unsicher-vermeidend gebundene Kinder:** Sie zeigen keine deutlichen Trennungsreaktionen. Sie ignorieren die Mutter bei ihrer Rückkehr und vermeiden Nähe und Kontakt (25 %).
3. **Unsicher-ambivalent gebundene Kinder:** Sie sind ängstlich, zeigen starke Reaktionen auf eine Trennung. Sie lassen sich auch bei der Rückkehrt der Mutter kaum beruhigen und zeigen ein ambivalentes Verhalten (15 %).

Die amerikanische Psychologin Mary Main führte eine vier Gruppe ein:

4. **Unsicher-desorganisiert/desorientiert gebundene Kinder:** Sie zeigen ganz widersprüchliche Verhaltensmuster, mit unterbrochenen und stereotypen Bewegungen (5–10 %).

Es ist möglich, dass Angehörige, die kein Verständnis für die Situation ihrer eindeutig palliativen Eltern haben (▶ Kap. Einführung), zur Gruppe der unsicher-ambivalent gebundenen Menschen gehören. Mütter dieser Kinder werden folgendermaßen beschrieben: Sie sind einerseits sehr herzlich, andererseits aber manchmal auch sehr abweisend und unerreichbar für das Kind. Für Kinder ist das keine leichte Situation. Sie brauchen Stabilität und Verlässlichkeit bei ihrer Bezugsperson. Einen festen Anker, von dem aus sie dann Ausflüge machen und auf Entdeckungsreise gehen können. Die Mutter soll ein Rückhalt sein. Der Gefühlsausdruck von unsicher-ambivalent gebundenen Kindern ist oftmals »übertrieben«[11], damit sie sicher sein können, auch wirklich wahrgenommen zu werden. Die Kinder haben gelernt, dass sie bei starken Affektäußerungen eher Hilfe bekommen. Dies spiegelt sich dann später im Verhalten von Angehörigen wider. Sie beschäftigen nicht selten permanent ein ganzes Pflegeteam.

Bei der Bindungstheorie wird heute kritisch hinterfragt, inwieweit Bindungserfahrungen aus der Kindheit bis ins Alter überdauern. Es gibt neue Erfahrungen im Leben, evtl. mit dem Partner, die Menschen im Erwachsenenalter verändern können. Dennoch mag es Rückschläge geben und alte Strukturen des Denkens und Verhaltens wieder aufbrechen, zumal in emo-

[11] Oerter R, Montada L (2002): Entwicklungspsychologie. Beltz, Weinheim, S. 200

tionalen Krisen- und Notzeiten, wie am Sterbebett der Eltern oder wenn mit der Krankheit »Demenz« umgegangen werden muss und das Leben plötzlich Kopf steht.

Wie können Sie in solchen Fällen hilfreich sein?
Im Bereich der Erziehung sagt man, dass ein ambivalent gebundenes Kind eine behutsame Erzieherin braucht. Eine, die sehr viel Sicherheit vermittelt und sich als Rückhalt, als eine wirklich sichere und verlässliche Alternative anbietet. Jemand, der die Tränen aushält, aber sich zugleich begrenzend verhält und so dem Kind Sicherheit gibt. Es wird wahrscheinlich sehr schreien und sich nicht gut beruhigen lassen. Es ist unsicher, wie die Mutter reagieren wird. Ist alles wieder ok? Gerät die Beziehung grundsätzlich in Gefahr? Es ist sehr anspruchsvoll für ein Kind, so vieles zu bedenken und nicht einfach unbeschwert Kind sein zu dürfen.

Neben dem Kind braucht auch die Mutter Unterstützung, damit sie sich vom Kind lösen kann und die Ambivalenz, die die Trennung auch für sie bedeutet, besprechen kann. Das wäre das Beste für alle Beteiligten, wenn auch sehr personal- und zeitintensiv.

Und in der Pflege?
Bedenken Sie den Rollentausch im Alter: Aus Kindern werden Verantwortliche, die in lebensbedrohlichen Lagen oft das letzte Wort haben, wenn sie z. B. eine Vollmacht bekommen haben und die Eltern nicht mehr ansprechbar oder kognitiv dazu im Stande sind. Oft erlebe ich in meinen Gesprächen mit Angehörigen, dass sie eigentlich damit überfordert sind, selbst Entscheidungen über das Lebensende zu treffen oder über Behandlungsmethoden, zumal wenn vorher nie etwas wirklich geklärt wurde.

Auch psychisch ist es für viele Menschen nicht einfach, damit zurecht zu kommen, dass die Eltern, die mal Vorbilder waren und einem alles beibrachten, nun so hilflos sind. Alles steht Kopf im Leben. Bei Eltern sagt man, es gehe darum, ihre Kinder loszulassen und ihnen altersgerechte Autonomie zuzugestehen. Nun ist es andersherum und doch geht es um altersgerechte Autonomie. In der SIS® geht es im Themenbereich 1 um »kognitive und kommunikative Fähigkeiten«, darum, ob die Bewohner*innen »zeitlich, örtlich und zur Person« noch orientiert sind und auch darum, ob sie Gefahren noch selbst einschätzen können. Das ist wichtig im alltäglichen Leben, auch für den Bereich Autonomie. Loslassen und den Fähigkeiten angepasste Autonomie zugestehen – Das gilt auch für Kinder von alten Eltern. Und das mag nicht immer leichtfallen. Einerseits ist da der Wille, mit den Eltern würdevoll/respektvoll umzugehen, andererseits das Bewusstsein, aus Schutz begrenzen zu müssen und evtl. von den Eltern beschimpft zu werden, weil sie ihre Lage eben nicht mehr realistisch einschätzen können. Es ist eine psychisch belastende verzwickte Lage. Umso wichtiger ist Hilfe und Rückhalt auch für diese Angehörigen. Natürlich trauern beide Seiten.

Bowlby hat »Bindungsverlust« und »Trauer« in seinem Modell der Trauerphasen zusammengebracht: Nach Bowlby[12] trauert der Mensch, weil er Bindungen verliert, die er gern aufrechterhalten würde. Durch unterschiedliche Verhaltensmuster, die sich in den *Trauerphasen* widerspiegeln, versucht der Mensch, dieses Ziel zu erreichen. Bowlby sieht Trauer als Teil eines menschlichen Überlebensinstinkts: Sie erfüllt eine vitale und eine biologische Funktion, bei Kindern genauso wie bei Erwachsenen.

Am Beginn der »Trauer« steht für Bowlby die **Phase der Betäubung**: Alles steht Kopf. Sprach-, Gefühl- und völlige Orientierungslosigkeit treten ein, wenn die Bindung auf dem Spiel steht. Dies kann mehrere Wochen oder gar Monate andauern, trifft Erwachsene und Kinder gleichermaßen. Wenn ein Ehegatte plötzlich stirbt, fühlen sich die Betroffenen wie betäubt und gelähmt. Sie reduzieren alle Handlungen auf das Notwendigste. Sie leben wie mechanisch und sind vorübergehend in einem dissozialen Zustand, d. h. sie spalten verschiedene Bereiche des Selbsterlebens und des Bewusstseins ab. Sie vermeiden z. B. Kommunikation, zuweilen wird dies durchbrochen durch extrem starke Schmerzen auf seelischer Ebene und aggressiv ärgerliche Gefühlsausbrüche. Die Betäubung ist meist die kürzeste der vier Trauer-Phasen.

---

12 Kuschke G (2016): Was bedeutet »Trauer«? Trauerphasen-Modelle und Trauerreaktionen im Vergleich. Grin, München

Es folgt **die Phase der Sehnsucht und Suche nach der verlorenen Bindungsfigur** mit starken Gefühlsausbrüchen. Nach einigen Tagen oder Wochen tritt im Trauerverhalten eine Veränderung ein. Starke Gefühle drohen die Trauernden zu überwältigen. Immer wieder denken sie an den Verlust, sind ruhelos und getrieben.

Nun beginnt die **Phase der Desorganisation und Verzweiflung** überhandzunehmen, weil die Bindung wieder hergestellt werden soll, aber nicht mehr hergestellt werden kann. So fällt der Trauernde in ein emotionales Chaos, Erschöpfungszustände werden sichtbar, die sich mit aggressiven Verhaltensweisen abwechseln. Es kann zu Schlafstörungen kommen, das Essverhalten ändert sich und die Suchtgefahr steigt an.

Mit der **Phase der Reorganisation** beginnt nach Bowlby die »Loslösung« von der Bindungsperson. Das Interesse an ihr lässt nach. Die trauernde Person bekommt wieder eine emotionale Stabilität und kehrt zu weniger auffälligem Verhalten, zu mehr Normalität zurück. Trauernde verändern sich und nehmen das Leben wieder als Herausforderung an. Neue Beziehungen entstehen, neue und tiefere Bindungen werden hergestellt.

2.4 Verlustreich – der Einzug ins Pflegeheim

Auch im vollstationären Bereich werden wir mit diversen Formen von Trauer konfrontiert:

- Trauer beim Einzug neuer Bewohner*innen und in der Eingewöhnungsphase
- Trauer von Angehörigen
- Trauer in Todesfällen von Mitbewohner*innen
- Trauer im Team

Im Verlauf dieses Buches betrachten und durchdenken wir alle diese Formen. Hier soll es zunächst um den Einzug ins Pflegeheim gehen. Es ist gut, sich bewusst zu machen, dass ältere Menschen oft schon viel erlebt und durchlitten haben, bevor sie ins Pflegeheim kommen. Erinnern wir uns an Frau Müller und ihre dramatische Ankunft vorm Pflegeheim (▸ S. 9).

Wenn Sie sich das duale Prozessmodell (▶ Kap. 1.1.2) vergegenwärtigen, wird verständlich, dass die alte Dame weder bösartig noch verwirrt ist, sondern in ihrem Trauerprozess von der wiederherstellungsorientierten auf die verlustorientierte Seite gewechselt hat. Beides geht zwar an einem Tag, aber eben nie zugleich. Der Kopf oder vielmehr das Herz ist nicht frei für beides zugleich. Das zeigt den Schleuderkurs, den Trauernde durchleben. Es ist schwere innere Arbeit und psychisch sehr anstrengend, genauso wie für nahestehende Menschen. Im Fall von Frau Müller und ihrer Tochter mögen noch andere Fragen und persönliche Sorgen dazu kommen. Die ganze Situation ist schwierig und braucht Geduld.

Was ist nun anders als in der Familiensituation im ambulanten Bereich, den wir zuvor betrachtet haben? Zu dem Geflecht von persönlichen Beziehungen, Befindlichkeiten und Strukturen kommt nun noch das System »Pflegeheim«, das für viele Menschen in seinen Abläufen und Gegebenheiten völlig fremd ist. Es ist eine neue Welt, die es langsam zu entdecken gilt. Außerdem hat »Pflegeheim« für die Angehörigen immer noch den Beigeschmack, die häusliche Pflege nicht geschafft zu haben, die Mutter, den Vater, den Ehepartner verraten und im Stich gelassen zu haben. Der Ort »Pflegeheim« kann also schon von Anfang an eine große psychische Belastung sein für alle Beteiligten.

Übung

Wechseln Sie die Perspektive

Nehmen Sie sich bitte einen Augenblick Zeit und versetzen Sie sich in die Lage aller Beteiligten:

- Wie fühlen Sie sich als älterer Mensch, der ins Heim einzieht?
- Wie fühlen Sie sich als Tochter oder Sohn, der seine Mutter oder seinen Vater ins Heim bringt?
- Wie fühlen Sie sich als Mitarbeitende, die eine neue Bewohnerin erwartet? Vielleicht soll sie genau in das Zimmer einziehen, in dem Sie gerade von einer Bewohnerin Abschied genommen haben, die Sie besonders mochten …

Senior*innen, die neu im Heim ankommen, leben in einem Wechselbad der Gefühle:

- Sie trauern über den Verlust ihres alten Lebens.
- Ehepartner*innen vermissen einander, fühlen sich schuldig.
- Freunde, Verwandte sieht man nicht mehr so oft.
- Evtl. wurden sie von ihren Angehörigen angelogen und man hat ihnen gesagt, sie wären nur auf Urlaub hier.
- Manche sind erleichtert, weil ihr Leben nun einfacher und umsorgter wird.

Angehörige, die ihre Eltern ins Pflegeheim bringen, stehen vielen Problemen gegenüber:

- Sie machen sich Sorgen, ob die Entscheidung richtig war.
- Der Stress der letzten Monate oder Jahre wirkt nach.
- Manche leiden unter Versagensgefühlen.
- Die Eltern-Kind-Beziehung ist zuweilen kompliziert.

Wenn Angehörige mit sich nicht im Reinen sind und ihre Unzufriedenheit in das Team tragen und Mitarbeitende gegeneinander ausspielen, entstehen Konflikte (vagabundierende Schuld). Da wird eine gute Gesprächsatmosphäre in Teams umso wichtiger, denn Offenheit stärkt. Haben sich die Eltern erst eingelebt, verbessert sich das Verhältnis untereinander oft und entspannt sich.

Als Mitarbeitende müssen Sie auf diese unterschiedlichen Emotionen und Verflechtungen eingehen und zugleich gut für sich selbst zu sorgen.

Umso wichtiger ist es, dass der Einzug gut vorbereitet wird, dass es jemanden im Haus gibt, der sich des Neuankömmlings und der Angehörigen gebührend annehmen kann und auch Verständnis für deren psychische Verfasstheit hat. Solch eine zusätzliche Mitarbeiterin wäre eine wichtige Unterstützung für die Pflegedienstleitung oder die Wohnbereichsleitung. Wir wissen alle, wie der Alltag »auf Station« wirklich ist und dass die Zeit für intensive Gespräche einfach nicht da ist, aber sehr nötig wäre.

Die Mitarbeiter*in könnte aus den Reihen des Soziale Dienstes kommen, so etwas sein wie eine Beauftragte für Bewohner*innen und Angehörige oder auch eine zusätzlich geschulte Mitarbeiter*in aus dem Team der sozialen Betreuung. Wichtig ist, dass jemand diese Aufgabe übernimmt, der in Gesprächsführung geschult und einfühlsam ist, der über eine Weiterbildung in Trauerbegleitung verfügt und zumindest stundenweise für diese Aufgabe freigestellt wird. Der große Wurf wäre die Schaffung der Stelle eines Beauftragten für Bewohner*innen und Angehörige. Daran könnten weitere Dienste anknüpfen, die zum Wohlbefinden der Bewohner*innen beitragen und Anliegen von Angehörigen aufgreifen könnten: z. B. die Moderation ethischer Fallbesprechungen, um für mehr Klarheit in schwierigen Situationen zu sorgen und das Beschwerdemanagement, um kontinuierliche Verbesserungsprozesse voranzutreiben, was letztlich dem Ruf der Einrichtung in der Öffentlichkeit, im Quartier und der Stadt zugutekommt.

Anregungen für Betreuungskräfte zur Gestaltung der Eingewöhnungsphase (▶ S. 64)

Ich erlebe viele Bewohner*innen, die in ihrem Trauerprozess stecken geblieben sind. Sie erzählen immer wieder von früher, von ihrem Wohnumfeld, von Erinnerungen an das eigene Haus, das gemeinsam gebaut wurde. Und ich höre: »Das hätte ich ja nie gedacht, dass ich mal hier lande!« – »Mein Sohn hat so viel Platz im Haus, da hätte ich doch auch noch mit wohnen können.« – »Alles haben sie weggeschmissen! Nichts habe ich hier von früher, gar nichts!« – »Ich verstehe nicht, warum ich hier sein muss!« – »Freude empfinden? Was soll mich hier freuen? Schauen Sie sich doch um! Hier ist Endstation!«

Solche Sätze sind in den ersten Wochen und Monaten im Pflegeheim nicht verwunderlich. Ich höre sie aber auch von Menschen, die schon Jahre im Heim sind. Es handelt sich hier um komplizierte oder pathologische Trauer. Diese Menschen brauchen dringend Hilfe, bevor sie in tiefe Depression fallen und sich ganz aufgeben. Dabei ist das Verhalten vieler Angehöriger wenig hilfreich, ihre Eltern zu belügen und ihnen vorzugaukeln, sie wären nur in Kurzzeitpflege, es sei wie ein Urlaub und anschließend kämen sie wieder nach Hause zurück. In Wahrheit ist die Planung ganz anders. Den Pflegekräften wird aber abverlangt, diesen Schein unbedingt aufrechtzuerhalten. Das ist sehr schwer und tut vielen Pflege- und Betreuungskräften in der Seele weh, wie ich in meinen Fortbildungen immer wieder höre. Hier schwappt das System Familie ins Pflegeheim, die Kommunikations(un)kultur, Schwieriges zu verschweigen, wird schlicht auf andere übertragen. Natürlich hat das System Familie über Jahre Bestand und es gibt immer viele Seiten zu betrachten. Kinder leben das nach, was vorgelebt wurde, es schleift sich ein und ist später nur schwer wieder abzulegen. Aber auch hier wäre es gut, wenn in der Einrichtung jemand für Gespräche zur Verfügung steht.

2.5 Trauernden Angehörigen empathisch begegnen

Übung

Wann sind Sie Anwalt für andere?
Denken Sie einmal an Ihre Eltern: An eine Situation, in der Sie sich für sie eingesetzt haben. Vielleicht konnten sie nicht mehr selbst für ihr Recht eintreten und Sie haben für sie gehandelt.
Vielleicht haben Sie Kinder, für deren Rechte Sie sich einsetzen müssen. Wie fühlen Sie sich dabei? Was geht Ihnen alles durch den Kopf? Was nehmen Sie alles auf sich? Wo ziehen Sie vielleicht Grenzen? Ab wann holen Sie sich Hilfe?

Der Umgang mit Angehörigen ist nicht immer einfach. Ihre Nöte sind groß, wie ich aus 25-jähriger Berufspraxis weiß. Bei den Beerdigungsgesprächen habe ich viele Geschichten darüber gehört, was vor dem Tod passiert ist, wie sich die erwachsenen Kinder einsetzen mussten für die Rechte ihrer Eltern, was in Notaufnahmen für Zustände herrschen und wie es einem alten Menschen ging, der niemanden hatte, der für ihn eintrat und auch mal deutliche Worte fand, wenn es angebracht war.

Ich erlebe in meinem Arbeitsalltag Angehörige, die erschrecken, wenn sie weitreichende Entscheidungen treffen sollen, und sehr dankbar sind, wenn sie beim Entscheidungsprozess an die Hand genommen werden. Ich erlebe wütende Angehörige, tieftraurige und auch aufgedrehte, voller Tatendrang mit vielen Ideen, was getan werden kann und sollte. Ich erlebe Angehörige, mit denen ich gut und ruhig reden kann und andere, die nicht ruhig zuhören und verstehen können. Ich erlebe Gefühlschaos innerhalb Familien: Die einen sind ruhig, verständnisvoll und unterstützend, die anderen stellen permanent alles in Frage. Mit all dem haben auch Sie als Pflegekraft zu tun. Doch es gibt ein paar Verhaltensweisen, die Ihnen helfen, ein gutes Verhältnis zu Angehörigen aufzubauen:

- Begegnen Sie Angehörigen geduldig und verständnisvoll.
- Kommunizieren Sie mit Angehörigen auf Augenhöhe, empathisch und achtsam und nehmen Sie sie als Gesprächspartner ernst.
- Fragen Sie sich immer mal wieder: »Wie würde ich mich verhalten, wenn es mein Elternteil wäre?«
- Betrachten Sie Angehörige als »Patienten zweiter Ordnung«, die auch bedürftig sind und Verständnis und Austausch brauchen. Auch Angehörige brauchen z. B. in der Eingewöhnungsphase der Eltern besondere Aufmerksamkeit und Begleitung. Informationen brauchen sie evtl. öfter).
- Gehen Sie davon aus, dass Angehörige Trauer durchlaufen, vielleicht sogar Schuld und Scham empfinden. Dass sie trauern, wird den wenigsten bewusst sein.
- Holen Sie sich bei Formen komplizierter Trauer jemanden für Gespräche und Trauerarbeit dazu.
- Seien Sie als Team aufmerksam, wenn Ihnen vagabundierende Schuld begegnet. Sätze wie: »Zuhause wäre das nicht passiert, da war Mutter immer top gepflegt ...!« deuten darauf hin, dass sich die Angehörigen schuldig fühlen und im Vorwurf ein Ventil suchen. Es ist nun wichtig, dass sich das Pflege-Team nicht gegeneinander ausspielen lässt, sondern gute Formen des Austauschs untereinander findet. Ethische Fallbesprechungen können hier sehr hilfreich sein, genauso wie eine offene Gesprächskultur.

Seit einiger Zeit bin ich Moderatorin ethischer Fallbesprechungen und schätze dieses Instrument immer mehr. Ethische Fallbesprechungen weiten den Horizont eines Teams noch einmal anders als normale Fallbesprechungen.

Tipp
Holen Sie sich eine externe Moderation in die Gruppe, die den Prozess leitet, gewisse Dynamiken im Team sieht und ausgleichen kann. Auf diese Weise kann Ihr Team sehr gut ins Arbeiten kommen und sich wirklich entwickeln. Ethische Fallbesprechungen sind eine gute Möglichkeit, auch über vermeintlich schwierige Angehörige zu sprechen und neue Perspektiven im Umgang miteinander zu entwickeln.

»Ich kann die Frau nicht mehr ertragen! Wenn die noch einmal so ankommt, dann vergesse ich mich!« Kennen Sie so einen Satz über eine Angehörige? Haben ihn vielleicht auch schon gedacht? Es ist völlig normal, dass so etwas mal passiert. Es ist sicher ein Anzeichen für erhöhten Stress, was ja auch kein Wunder wäre. Aufmerksam sollten Sie allerdings werden, wenn Ihnen das öfter passiert. Dann sollten Sie dieser Gefühlslage mehr Bedeutung beimessen und Abhilfe suchen. Vielleicht geht es anderen im Team auch so? Wohl dem, der über ein gutes Miteinander im Team verfügt: Über eine offene Gesprächskultur läuft der Austausch untereinander reibungsloser. Gemeinschaft stärkt!

Übung

Kurz nachgefragt
Fühlen Sie sich schnell angegriffen? Haben Sie oft das Bedürfnis, sich verteidigen zu müssen? Was war da los? Gibt es bei den Beispielen ein Muster, das sich wiederholt?

Wenn Sie souverän reagieren wollen, auch wenn es im Wohnbereich hoch hergeht, brauchen Sie Gelassenheit. Die können Sie üben.

Übung

Üben Sie Gelassenheit

Treten Sie innerlich einen Schritt zurück, gehen Sie also nicht gleich in den Angriffsmodus über. Atmen Sie bewusst tief ein und aus. Machen Sie sich klar, dass die Angehörige in innerer Not ist und dass es nicht gegen Sie persönlich geht. Sie sind nur der aktuelle Blitzableiter.

Sie müssen sich trotzdem nicht alles gefallen lassen und so könnten Sie Ihr bewusstes Atmen mit den Worten verbinden: »Ui, bei so viel Sturm, der mir da entgegenkommt, muss ich erst mal tief ein- und ausatmen!« Sie werden sehen, dass so ein Satz schon die Situation auflockern kann, weil die Angehörige merkt, was sie da gerade gesagt und getan hat. Vielleicht entschuldigt sie sich sogar.

Dies ist auch eine Resilienz-Übung. Das Wort »Resilienz« stammt aus der Materialtechnik und beschreibt, wie widerstandsfähig ein Material ist, wenn es gebogen wird. Bricht es entzwei? Hält es Stand? »Resilienz« kann eingeübt und trainiert werden. Sie können sich fragen: »Wie verhalte ich mich souverän, obwohl alle etwas von mir wollen, einiges schief geht und ich am liebsten laut schreiend weglaufen würde?«

2.5.1 Resilienz-Übung in emotional aufgeladenen Begegnungen

Wir nehmen oft Dinge persönlich, obwohl sie gar nicht so gemeint waren. Wir hören heraus, dass wir persönlich angegriffen werden, aber das war gar nicht beabsichtigt und falls doch, braucht es immer auch uns dazu. Wir können den Wortwechsel als Angriff auf uns annehmen oder eben nicht, nach dem Motto: »Wenn einer nicht will, können zwei nicht miteinander streiten.«

Dazu müssen Sie sich zunächst klar machen, dass der andere auch nur ein Mensch ist und zwar kein grundlegend böser, sondern vielleicht ein betroffener Angehöriger, der leidet. Allein diese Sichtweise nimmt schon einmal viel Schweres fort. Dann ist es wichtig, dass Sie Ihre Gefühle wahrnehmen und auch kommunizieren (s. o. die Übung »Gelassenheit«), damit Sie sich selbst ernst nehmen und nicht nur den anderen. Jetzt müsste die zwischenmenschliche Waagschale im Lot sein: Der Ärger des Angehörigen ist relativiert und eingeordnet worden. Er ist ein Mensch mit Problemen. Auch Ihre Sicht haben Sie wahr- und ernst genommen. So können Sie befriedigend miteinander umgehen. Vorbeugend für solche Vorkommnisse ist es auch immer gut, am Selbstbewusstsein zu arbeiten. Hier zwei kleine und effektive Übungen.

Übung

10 x dankbar

Schreiben Sie täglich 10 Dinge auf, für die Sie dankbar sind. Anfangs geht es vielleicht gar nicht so leicht. Wenn Sie es aber einige Wochen gemacht haben, fließen die Sätze nur so aus Ihnen heraus. Sie werden merken, wie viel Gutes es in Ihrem Leben gibt. Dadurch werden auch Ihre Gedanken beeinflusst. Sie werden merken, dass Sie die Welt positiver betrachten können als vorher.

»Ich bin so glücklich und dankbar, dass ich heute Morgen wieder gesund und ausgeruht aufgewacht bin.« – »... dass ich Urlaub habe« – »... dass ich einen wunderbaren Partner habe, der mich liebt.« – »... dass ich stolze Mutter bin« – »... dass ich zu Essen habe« – »... dass ich gesund bin«

10 x gut gelungen

Schreiben Sie täglich 10 Dinge auf, die Ihnen an diesem Tag gut gelungen sind. Das kann privat sein und auch bei der Arbeit.

Sie werden sehen, dass sich Ihr Leben und Ihr Empfinden positiv verändern! Viel Freude beim Ausprobieren!

2.6 Wünsche am Lebensende – Vorsorge als Sicherheit in schwierigen Momenten

In meinem momentanen Arbeitsalltag spreche ich mit Bewohner*innen sehr ausführlich über ihr Leben: Über wunderbare Momente und Dinge, die sie erfreuen und glücklich machen. Aber auch über Schweres, über Leiderfahrungen, Misslungenes, durchlebte Trauer und Abschiede. Es sind sehr intensive Gespräche, und ich erfahre viel über das Innenleben dieser Menschen, was sie beschäftigt und wie sie mit den Themen Krankheit, Leid, Sterben und Tod umgehen. Diese Gespräche dienen der »Werte-Ermittlung« und sind die Basis, auf der ich in einem weiteren Gespräch zur Patientenverfügung berate. Die Gespräche sind aber noch viel mehr: Oft geht es um Trauer, um schmerzliche Erfahrungen. Es tut vielen gut, dass sie auf diese Weise eine Rückschau auf ihr Leben halten und erzählen konnten: Das ist auch schon Trauerbegleitung.

Da ich nicht erst in einer Palliativsituation berate, wird von vielen Bewohner*innen rückgemeldet, dass ihnen die Gespräche sehr gutgetan haben und dass es ein gutes Gefühl ist, nun alles geklärt zu haben. Sie selbst haben Manches für sich durchdacht und beschlossen, wie einmal gehandelt werden soll. Wenn es eine Vorsorgevollmacht gibt, ist es für die Betreuer*innen (ob Angehörige oder staatlich bestellte) auch ein gutes Gefühl, wenn die betreute Person sich so dezidiert Gedanken gemacht hat.

In diesen Gesprächen kann auch über »Wünsche am Lebensende« gesprochen werden. Die Antworten werden dokumentiert und für eine spätere Palliativsituation aufbewahrt. Hierzu ist nur eine Unterschrift nötig, damit Sie die Ergebnisse an begleitende Personen im Pflegeheim weitergeben dürfen und darüber hinaus auch an eine Seelsorger*in oder Mitarbeiter*innen einer Hospizgruppe.

Tipp

»Wünsche am Lebensende« könnten in der Pflegedokumentation bei persönlichen Dateien hochgeladen werden, vielleicht auch unter einem Reiter »Sterbebegleitung«.

Es hat sich als gut erwiesen, solche schwierigen Themen nicht gleich beim Einzug ins Heim zu erfragen, es sei denn, jemand bringt bereits eine Patientenverfügung mit. Oft sind die Senior*innen und Familien aber noch mit ganz anderen Themen und Problemen beladen. Sie trauern um ihre momentane Lebenssituation und es wäre eine völlige Überforderung, an dieser Stelle nun auch noch über das das Lebensende zu sprechen.

Lassen Sie Zeit vergehen und die Neuankömmlinge sich ein wenig mehr eingewöhnen, es sei denn, sie kommen palliativ ins Pflegeheim, dann ist natürlich zügiges Handeln erforderlich, wobei dann auch der Notfallbogen ins Spiel kommt[13]. Auf diesem Bogen sieht man im Notfall sehr deutlich und schnell, was getan und vor allem, was gelassen werden soll. Für das Pflegeteam ist es vor allem wichtig, ob eine Reanimation stattfinden soll oder abgelehnt wird. Ein Pflegeheim muss reanimieren, wenn kein NEIN angekreuzt wurde.

[13] https://acp-thueringen.de/downloads/erfurt-acp-notfallbogen.pdf

Tipp
Aktuell zahlt die Krankenkasse diese Beratungen nur für vollstationäre Bewohner*innen. Eine gründlich durchdachte und beratene Vorsorge ist aber auch für Senior*innen, die zuhause leben, sinnvoll, z. B. mit einer Notfalldose*. Die Dosen werden mit zwei Aufklebern verkauft, eine wird an der Innenseite der Haustür geklebt als Zeichen für die Notfallsanitäter, dass es eine Patientenverfügung und umfängliche Vorsorge gibt, der andere Aufkleber kommt an den Kühlschrank. Die eigentliche Notfalldose wird dann in die Kühlschranktür gestellt. In der Dose sind Infoblätter mit einer Willenserklärung, weiteren Informationen und dem Medikamentenplan. Wenn ein Notfallbogen erstellt wurde, kann er auch dort eingerollt werden.

* https://www.notfalldose.de/

2.7 Sterben und Trauer

»Der Tod geht mich eigentlich nichts an. Denn wenn er ist, bin ich nicht mehr, und solange ich bin, ist er nicht.«
Epikur (341–269 v. Chr.)

Für sehr viele Menschen ist der Themenkomplex »Sterben, Tod und Trauer« ein ganz schwieriger Themenbereich, den sie lieber weit nach hinten schieben und wie Epikur einfach als »unerlebbar« bezeichnen.

Mir ging es stets anders. Ich wollte schon als Jugendliche gern mal »probesterben«, weil ich neugierig war, wie es denn »dort drüben« so ist. Natürlich wollte ich mich dann wieder ins Leben zurückbeamen lassen. Mir ging es ja nicht darum, tot zu sein, sondern zu erfahren, was auf uns Menschen zukommt. Ich weiß, dass es Menschen gibt, die wie ich »gern« Sterbebegleitung machen, weil sie es gut am Sterbebett aushalten können. Weil sie spüren, dass sie gern begleiten und Menschen eine Stütze auf diesem letzten Weg sein wollen. Und manche haben mir auch gesagt, dass sie die Erfahrung gemacht haben, dass es ein ganz besonderer Augenblick ist, wenn man beim Übergang vom Leben in den Tod dabei sein darf. Ich empfinde es immer als große Ehre, diesen besonderen, fast heiligen Moment, miterleben zu dürfen. Das kommt natürlich auf die Sterbe-Situation an. Der Tod auf einer Intensivstation mitten in einem Schlauchwirrwarr oder bei einem Autounfall auf der Straße oder im Krieg, wenn geschossen wird, ist natürlich ganz anders. Ich spreche hier von Sterbebegleitung über eine längere Zeit hinweg, etwa im Pflegeheim oder in Hospizen, wenn der Weg in den Tod begleitet und auf schöne Weise mitgestaltet werden kann. Wenn letzte Wünsche erfragt und auch umgesetzt werden und seelische Wunden noch heilen können.

Im Pflegebereich können wir uns dieses Themas nicht entziehen. Auch wenn Sie es mit Epikur halten, sollten Sie sich mit Sterben, Tod und Trauer auseinandersetzen. Ich höre oft in meinen Fortbildungen in Sterbe- und Trauerbegleitung, dass Teilnehmer*innen sagen, dass sie sich im Laufe der Wochen sehr verändert hätten. Dass sie nun auch besser zurechtkommen mit dem, was sie mit ihren Eltern oder Großeltern erlebt hätten. Es geht darum, sich Gedanken zu machen, was man möchte und sich zuzumuten, sich auf dem Sterbebett vorzustellen und zu überlegen, was einem nun wichtig wäre.

Wenn wir uns mit unserem Sterben auseinandersetzen, dann kann die Intensität unseres Lebens davon profitieren. Die australische Autorin Bronnie Ware hat entdeckt, dass sich Menschen auf dem Sterbebett viele Vorwürfe über ihr ungelebtes Leben[14] machen: *»Ich wünschte, ich hätte den Mut gehabt, mir selbst treu zu bleiben, statt so zu leben, wie andere es von mir erwarteten.«*

Ich denke, dass viele Menschen dieses Thema mit sich tragen. Wie sieht das bei Ihnen aus? Leben Sie Ihr Leben oder lassen Sie sich von anderen dauernd sagen, was Sie tun sollen und wie Ihr Leben am besten wäre? Richten Sie sich oft nach der Meinung anderer?

---

[14] Ware B (2015): 5 Dinge, die Sterbende am meisten bereuen: Einsichten, die Ihr Leben verändern werden. Goldmann, München

Tipp

Fangen Sie an, Ihre persönliche Löffelliste zu erstellen. Was wollen Sie unbedingt noch getan haben, bevor Sie den »Löffel abgeben«? Tun Sie die Dinge dann auch! Das wird Ihr Leben bereichern!

Eine weitere Fragestellung zu bewussterem Leben ist: »Wie treffe ich Entscheidungen? Entscheide ich etwas, um etwas zu vermeiden, was ich nicht haben möchte? Oder entscheide ich, weil ich etwas erreichen möchte? Die Vorgehensweisen unterscheiden sich grundsätzlich. Wenn ich etwas wünsche und handele, um es zu bekommen, dann packe ich mein Leben an und schaue nach vorn. Ich gestalte mein Leben. Wenn ich mich von etwas abwenden und es vermeiden möchte, dann trage ich es immer noch mit mir herum und es lenkt mich weiter. Ich gestalte nicht aus eigenem Antrieb, sondern lasse zu, dass ich gelenkt werde.

Übung

Wie treffen Sie Entscheidungen?

Nehmen Sie sich einmal die Zeit, sich selbst zu beobachten, wenn Sie Entscheidungen treffen:

- Vermeiden Sie damit etwas?
- Wollen Sie damit etwas erreichen?

Nehmen Sie zuerst nur einmal wahr, welchen Weg Sie gehen. Beurteilen Sie sich nicht, sondern nehmen Sie nur wahr. In einem zweiten Schritt können Sie dann Ihre Entscheidungen verändern hin zu einem Leben, das Sie selbst gestalten.

2

2.7.1 Die Gefühlswelt sterbender alter Menschen

Die »Wünsche und Bedürfnisse sterbender alter Menschen« möchte ich hier ordnen und betrachten in Anlehnung an das Total Pain-Konzept von Cicely Saunders[15] und den Beobachtungen von Andreas Kruse, der alte sterbende Menschen nach ihren Bedürfnissen befragt hat[16] .

Tab. 1: Wünsche und Bedürfnisse sterbender alter Menschen

Total Pain-Konzept	Bedürfnisse	Wünsche
Der Körper	• Symptomkontrolle • Schmerzfreiheit	• Gute medizinische und pflegerische Betreuung
Das Soziale	• Regelung der letzten Dinge • Geachtet werden/dazu gehören/geliebt werden • Sicherheit verspüren	• Gute soziale Betreuung • Eigenständige Entscheidung, wer wann kommen und begleiten soll • Wahrung der Intimsphäre • Auch mal allein sein, keine 24 h-Betreuung
Die Psyche	• nicht isoliert zu sein, also Gemeinschaft zu erleben • dazu gehören und geliebt werden • Sicherheit verspüren	• Wahrung der Intimsphäre • Vertraute Personen sollen begleiten • Die jeweiligen eigenen Wünsche sollen beachtet werden
Das geistig-Spirituelle	• Die Sinnfrage wird gestellt • Erlebtes/Erlittenes wird durchdacht und eingeordnet • Krisen ermöglichen auch inneres Wachstum und eine Zunahme an geistiger Reife	• Gute spirituelle/seelsorgerliche Betreuung

[15] Holder-Franz M, Saunders C (2009): Sterben und Leben: Spiritualität in der Palliative Care. Theologischer Verlag, Zürich

[16] Kruse A (2021): Vom Leben und Sterben im Alter: Wie wir das Lebensende gestalten können. Kohlhammer, Stuttgart

Sie sehen sicherlich schon einige Bereiche, in der Trauer im Sterbeprozess unserer Bewohner*innen eine mehr oder weniger große Rolle spielen könnte:

- Was ist, wenn nicht alles geregelt werden kann, weil es Streit gibt?
- Was ist, wenn die Familie oder Teile der Angehörigen nicht mehr zum Sterbenden kommen, weil das Verhältnis zerrüttet war/ist?
- Was ist, wenn das Gefühl der Sicherheit abhandenkommt?
- Was ist, wenn dem Sterbenden keine Liebe entgegengebracht wird/werden kann?
- Was ist, wenn es keine Antwort gibt auf die Frage nach dem Sinn, nach Erlebtem und Erlittenem? Wenn es keine Ordnung im Chaos gibt?

Wenn es keine Antworten gibt, findet auch kein inneres Wachstum, keine Reife statt. Oder der Sterbeprozess dauert länger als gedacht. Sterben ist ein individueller Vorgang. Jeder Mensch stirbt nach seinem eigenen Tempo, und innere Prozesse spielen dabei ganz sicher eine Rolle. Wer keine Antworten findet oder keine Brücke zur Familie bauen kann, weil das Verhältnis zerbrochen ist, der braucht mehr Zeit und so kann sich das Sterben in die Länge ziehen.

2.7.2 Die Gefühlswelt von An- und Zugehörigen am Sterbebett

Persönliche Abhängigkeiten

Denken Sie an die Tochter, deren Verhalten ich Ihnen in der Einführung geschildert habe (▶ S. 9). Hysterisch und verzweifelt wollte sie ihre Mutter aus dem Bett holen, obwohl diese im Sterben lag. Ich habe diese Situation vor einigen Jahren tatsächlich so erlebt. Als Pflege- und Betreuungskräfte finden Sie solches Verhalten sicherlich etwas befremdlich. Dahinter steht das System Familie in seiner ganzen komplexen Ausprägung.

2

Tab. 2: Das System Familie

in jungen Jahren	Kind empfängt	Eltern	Psyche
Eltern geben	Liebe, Fürsorge, Verantwortung	------	Verantwortung kann belasten; Kinder können zum Sinn des Lebens werden
Im Alter		Eltern empfangen	
Kinder geben	-------	Liebe, Fürsorge, Verantwortung	Psychischer Wirrwarr wegen des Rollentausches, Pflege kann zum Sinn des Lebens werden, Verlustängste und Egoismus können eine »gesunde« Sicht auf die Situation versperren

Mit zunehmendem Alter der Eltern werden die Rollen getauscht, was für beide Seiten nicht immer einfach ist. Alte Eltern haben schließlich viel Lebenserfahrung und wollen anders behandelt werden oder verstehen nicht immer, warum diese oder jene Entscheidung plötzlich getroffen werden muss und warum die Kinder (mit)entscheiden. Aus Sicht der erwachsenen Kinder kommt es vor, dass die Pflege so viel Raum einnimmt, dass sie zum (neuen) Zentrum des Lebens wird und Sinn schafft. Da-Sein für die alten Eltern, pflegen, gebraucht werden, stiftet Sinn. Viele Menschen definieren sich über ihr Gebrauchtwerden: »Ich werde gebraucht, also bin ich wichtig und wertvoll. Das gibt mir Sinn im Leben.« In diesem Fall wird es eher schwerfallen, zu akzeptieren, dass ein Elternteil nun palliativ sein soll. »Wo bleibe ich dann? Was wird aus mir?« Eine sehr egozentrische Sichtweise, obwohl sie das natürlich empört von sich weisen würden! Die Frage ist eben, für wen sie das alles tun.

»Man sieht die Sonne langsam untergehen und erschrickt doch, wenn es plötzlich dunkel ist.« Dieser Spruch, der gern für Traueranzeigen gewählt wird, bringt das ganze Dilemma auf den Punkt. Auch wenn die Eltern schwer krank sind und gepflegt werden müssen, sind sie eben noch da. Sie können noch umsorgt werden. Man kann noch etwas für sie tun (und vor allem für sich?).

Tipp

Gerade für solche schwierigen Konstellationen ist eine gesundheitliche Versorgungsplanung ein Segen. Man kann in aller Ruhe den Willen mit den Senior*innen besprechen und kommuniziert dann das Ergebnis an die Angehörigen, die natürlich mit ins Boot geholt werden sollten, schon wegen der Akzeptanz des Ergebnisses.

Die »Wahrheit« am Sterbebett fördern helfen

Barney G. Glaser und Anselm L. Strauss entdeckten in einer Studie über Sterbende im Krankenhaus (1965)[17], dass das Verhalten der Betroffenen entscheidend davon abhängt, ob und wie weitgehend sie über ihre Lage informiert sind. Glaser und Strauss erstellten eine Klassifikation, die sie »Bewusstheitskontext« nannten. Der jeweilige Bewusstheitskontext bestimmt sich durch den Informationsstand aller Beteiligten: Patient*innen, Betreuungsteam, An- und Zugehörige. Es werden folgende Bewusstheitskontexte unterschieden:

1. **Offener Bewusstheitskontext:** Alle Beteiligten haben die gleichen Informationen und wissen über alles Bescheid.
2. **Geschlossener Bewusstheitskontext:** Dem Sterbenden wird sein Zustand verheimlicht, alle anderen sind vollumfänglich aufgeklärt. Für Pflegende und Betreuende ist das eine große Belastung.
3. **Bewusstheitskontext der Verstellung:** Alle wissen Bescheid, spielen aber Theater voreinander, um einander zu schützen.
4. **Argwöhnischer Bewusstheitskontext:** Die Betroffenen sind über ihren Zustand nicht oder nicht voll aufgeklärt, ahnen aber etwas und machen sich viele Gedanken.

Weitere Kombinationen sind denkbar.

[17] Misch F (2008): Interaktion mit Sterbenden: Beobachtungen für Ärzte, Schwestern, Seelsorger und Angehörige – eine Studie von Barney G. Glaser und Anselm L. Strauss. Grin, München

Wichtig

Es gibt in Deutschland grundsätzlich ein Patientenrecht auf umfängliche Aufklärung und Information. Es ist aber auch zu akzeptieren, wenn jemand nicht informiert werden möchte.

Als Pflege- oder Betreuungskraft sind Sie Ihren Bewohner*innen verpflichtet. Das, was sie wollen und für richtig erachten, ist ausschlaggebend. Manchmal ist die Entscheidung schwer zu akzeptieren, zumal wenn Sie womöglich ganz anders empfinden. Sie können auch das Gespräch suchen und Ihre Sicht schildern. Die Entscheidung des Bewohners oder des Pflegekunden müssen Sie aber akzeptieren.

In ethischen Fallbesprechungen kommt manchmal der Moment, wo gesagt werden muss: Ein Pflegekunde hat das Recht auf Verwahrlosung, auch wenn es schwerfällt, das mit anzusehen und es der Pflegeauffassung und allem, was gelernt wurde, entgegensteht. Es ist sein Leben! Manche Mitarbeitende in Pflegediensten müssen einiges akzeptieren, was sie persönlich nie mittragen könnten. In der stationären Pflege ist das ähnlich und immer wieder eine Gratwanderung. Wichtig ist, dass dokumentiert wird, was z. B. Herr Maier wollte bzw. vehement ablehnte. Dann kann nachvollzogen werden, dass es nicht Schlamperei der Pflege war, sondern einfühlsames Eingehen auf individuelle Wünsche des zu Pflegenden. Das sieht dann ganz anders aus!

Im praktischen Teil dieses Buches erhalten Sie mögliche Anknüpfungspunkte für Gespräche. (▶ Kap. 4)

An- und Zugehörige in die Palliativpflege zur Trauerbewältigung einbeziehen

In unserer Gesellschaft gibt es wenig Wissen über Sterben, Tod und Trauer. Viele Halbwahrheiten kursieren und vor allem im Bereich der Trauer auch viele Mythen[18]: »Der Schmerz geht schneller vorbei, wenn du ihn ignorierst.« – »Stark bleiben ist wichtig!« – »Nur wenn man weint, trauert man richtig!« – »Trauer dauert ungefähr ein Jahr!« Das sind alles Sätze, die Laien unreflektiert weitersagen und die keinen Bestand haben.

Da tut es gut, Menschen an seiner Seite zu haben, die sich auskennen, die Informationen und damit Sicherheit vermitteln können. Das sind zuerst einmal Informationen zum Sterbeprozess. Oft habe ich Sätze gehört wie: »Wie gut, dass Sie da sind! Jetzt weiß ich mehr und kann besser mit dem umgehen, was bei Vater los ist«. Oder: »Gut, dass Sie da sind. Bleiben Sie noch ein wenig bei mir. Das tut mir gut!« Das ist auch schon Trauerbegleitung.

Trauer ist ein umwälzendes Gefühl, vor allem macht es ohnmächtig. Und damit werden wir Menschen heutzutage immer schlechter fertig. »Ich muss doch etwas tun können!« – »Kann man da gar nichts tun?«, höre ich von Angehörigen. Ich höre auch in meinen Kursen Fragen der Teilnehmer*innen: »Und was kann ich tun?« – »Kann ich denn gar nichts tun? Ich bin schaffen gewöhnt!« In Wahrheit ist ein Aushalten bei einem Menschen in Not sehr (heraus)fordernde Arbeit! Aber das muss man auch erst sehen lernen.

Angehörigen tut es gut, z. B. in die palliative Mundpflege eingebunden zu werden, angelernt zu werden, was getan und wie die Eltern unterstützt werden können. Das ist ein bedeutender Bereich für Angehörige. Aktuell führe ich tatsächlich die meisten Angehörigen-Gespräche zum Thema »Essen und Trinken am Lebensende«. Der Informationsbedarf ist immens. Das verwundert nicht, wenn wir bedenken, welche Bedeutung Essen in unserer Gesellschaft hat: Wohlstand, Gemeinschaft, Ersatzbefriedigung, um nur ein paar zu nennen. Gerade die Ehepartner*innen sterbender Senior*innen haben große Probleme damit, zu begreifen, dass am Lebensende das Essen in solchen

[18] Kostrzewa S (2013): Lernbuch Lebensende. Vincentz, Hannover, S. 163.

Mengen wie vorher nicht mehr angebracht ist und vom Sterbenden oft genug vehement abgelehnt wird. Ich möchte hier an Cicely Saunders erinnern: *»Sie sterben nicht, weil sie nicht essen, sondern sie essen nicht, weil sie sterben.«*

Was man aber tun kann und auch soll, ist palliative Mundpflege. Das ist Genuss auf die komprimierte Art, wie ihn ein sterbender Mensch noch mit Freude erleben kann. Es ist sehr ehrenvoll, dies voller Hingabe, mit viel Einfühlungsvermögen und Kreativität, mit biografischem Wissen über Geschmacksvorlieben zu tun. Da sind natürlich auch die Angehörigen gefragt und können wirklich etwas bewirken. Nehmen Sie sich Zeit dafür, es ihnen beizubringen und unterstützen Sie sie in ihrer Kreativität. Das ist eine ganz wichtige Arbeit!

Unterstützung Angehöriger bei demenziell erkrankten Eltern

Über die Bedeutung von Demenz für Angehörige haben wir bis hierher noch gar nicht speziell nachgedacht. Durch meine Großmutter kam ich schon als Jugendliche mit »Pflegeheim« in Berührung und den riesigen Veränderungen meiner Großmutter, der Verzweiflung meiner Mutter über die ganze Lage und den Schwierigkeiten in einer Familie, wenn das alles passiert. Von den Anrufen meiner Großmutter habe ich bereits erzählt. Sie kamen morgens, mittags, abends und auch nachts. Es war Telefonterror und natürlich Ausdruck tiefster Verzweiflung meiner Großmutter. Das ging uns allen an die Nieren. Irgendwann erkannte uns meine Großmutter nicht mehr. Sie sagte zu meiner Mutter: »Ich habe zwei Töchter. Meinen Sie, dass da mal eine kommt? Aber Sie kommen immer. Sie haben ein gutes Herz.«

Wie viele Angehörige müssen damit fertig werden, von der eigenen Mutter, dem eigenen Vater, dem Ehepartner, der Ehepartnerin nicht mehr erkannt zu werden! Das sind große psychische Belastungen und es liegt meist ein schmerzhafter und trauriger Weg hinter allen Beteiligten, bis es so weit kommt, wie ich es beschrieben habe (▶ Kap. 2.2).

Familien, die so etwas durchleben, müssen eigentlich viel mehr unterstützt werden, als es von Pflege- und Betreuungskräften möglich ist. Am besten, Sie helfen mit Informationen weiter, mit Broschüren und unterstützenden Internetadressen. Sie könnten auch schauen, wo es Praxen für Lebensberatung gibt, die Unterstützung für Angehörige anbieten, so wie ich es z. B. in meiner Praxis für Psychologische Beratung und Trauerbegleitung[19] durch Sprechstunden für »Senioren-Angehörige« tue. Auch auf Facebook gibt es inzwischen zahlreiche Angebote zum Austausch. »Wenn Eltern alt werden« heißt die Gruppe, die ich gegründet habe. Die Mitglieder unterstützen sich inzwischen selbst, tauschen sich aus und tragen sich gegenseitig. Es ist eine wichtige Form der Unterstützung für Angehörige und bereits eine Trauerbegleitung.

Schauen Sie doch auch einmal beim Demenz-Partner-Netzwerk rein! Dort werden Sie eventuell bereits fündig, was Praxen in Ihrer Nähe anbelangt, die weiterhelfen können.

Durch die Corona-Jahre ist der Bereich »Angehörigen-Arbeit« überall auf Eis gelegt worden. Wenn wir die Beschränkungen überwunden haben, kann mit dieser wichtigen Arbeit wieder begonnen werden. In ▶ Kap. 4.4 schreibe ich darüber ausführlich.

Tipp

Informationen rund um das Thema Demenz für Angehörige

Bundesministerium für Familie, Senioren, Frauen und Jugend
https://www.wegweiser-demenz.de/

Demenz-Partner-Initiative
https://www.demenz-partner.de/

Demenz-Partner-Kurse (kostenlose Onlinekurse aus dem Demenz-Partner-Netzwerk)
https://www.demenz-partner.de/demenz-kurs-suchen/kurse-finden

Zentrum für Qualität in der Pflege
https://www.zqp.de/

---

19 www.lebensbegleitung-proske.de

3 Konzeptionelle Gedanken zur Trauerkultur in der Altenhilfe

Bislang habe ich Ihnen den theoretischen Teil über das Phänomen Trauer und deren Vorkommen im Pflegebereich vorgestellt. Mit diesem Wissen möchte ich mit Ihnen einen Schritt weitergehen und überlegen, was das für die Trauerkultur in Pflegeeinrichtungen bedeutet. Was braucht es, um die anvertrauten Menschen gut begleiten zu können und in welchen Bereichen wäre das?

Der englische Sozialpsychologe Tom Kitwood[20] entwickelte ein person-zentriertes Pflege- und Betreuungsmodell. Es basiert auf den fünf psychischen Grundbedürfnissen menschlichen Lebens:

1. Trost (durch Empathie, Verständnis begegnen),
2. Primäre Bindung (gibt Sicherheit),
3. Einbeziehung (Teil einer Gruppe sein),
4. Beschäftigung (passende Beschäftigung),
5. Identität (Antworten auf die Frage: wer bin ich?).

Diese Bedürfnisse haben alle Menschen, nicht nur Bewohner*innen mit Demenz, sondern auch Mitarbeiter*innen (und die Angehörigen). Die meisten Menschen können sich bei diesen Themen selbst Antworten geben. Menschen mit Demenz brauchen aber besondere Unterstützung. Für dieses Buch hier möchte ich besonders auf den Bereich »**Trost**« schauen, der auch ein menschliches Grundbedürfnis ist. Menschen brauchen Trost, um sich wohlfühlen zu können und Lebensqualität zu verspüren. Wer trauert, wer sich

[20] Müller-Hergl C, Güther H, Brooker D, Kitwood T (2022): Demenz. Der person-zentrierte Ansatz im Umgang mit verwirrten, neurologisch beeinträchtigten Menschen. 9. Aufl. Hogrefe, Göttingen

verloren fühlt – auch heimatlos – empfindet sein Leben nicht als schön, erfreulich oder gar glücklich. Wir haben deshalb auch im Pflegeheim-Kontext eine große Aufgabe an Bewohner*innen, Angehörigen und Mitarbeitenden.

Die **Trauerkultur** in der Altenhilfe ist ein Bereich, der grundlegende menschliche Bedürfnisse aufnimmt und dem mehr Beachtung gebühren würde, gerade wenn Einrichtungen sagen, sie wollen Pflege weiterdenken und wegkommen vom »Satt und sauber«-Image.

Wichtig **Dezidierte Trauerarbeit ermöglicht Lebensqualität**

Trauerarbeit nimmt Menschen ernst. Sie kann aber in der aktuellen Situation der Pflege nicht allein von Pflege- und Betreuungskräften geleistet werden.! Es braucht zusätzliche Kompetenzen und Zusammenarbeit wie bei der Palliativpflege: multiprofessionelle Zusammen- und Quartiersarbeit ist gefragt.

In der folgenden Tabelle habe ich eine Reihe von Trauer-Themen von Bewohner*innen, Angehörigen und Mitarbeiter*innen zusammengestellt, mögliche Unterstützung aus dem Bereich der Mitarbeiter*innen, zusätzliche multiprofessionelle Unterstützung von außen und mögliche Angebote benannt.

3

Tab. 3: Trauer-Themen von Bewohner*innen, Angehörigen und Mitarbeiter*innen

	Trauer-Themen	Mögliche Unterstützung durch Mitarbeitende	Zusätzliche Unterstützung von außen	Angebote
Bewohner*innen	• Alter und Krankheit • erlebte Abschiede • evtl. Trennung vom Partner/in • Heimeinzug • Demenz • Sterben von Mitbewohner*innen • eigenes Sterben • zerbrochene Beziehungen • Gefühl von Heimatlosigkeit und Fremdheit bei Bewohner*innen mit Migrationshintergrund oder ausländischen Bewohner*innen	• Pflege- und Betreuungskräfte • Mitarbeiter*innen aus dem Sozialen Dienst • Evtl. ein/e Beauftragte/r für Bewohner*innen und Angehörige • Mitarbeiter*innen aus dem gleichen Land	• Seelsorge in Zusammenhang mit Kirche im Quartier*; Zusammenarbeit mit Ehrenamtlichen der »Sorgenden Gemeinde« • oder Kooperation mit freiberuflichen Psychologischen Berater*innen/ Trauerbegleiter*innen im Quartier • Kooperation mit Hospizgruppen, die zunehmend Trauerkompetenz erlangen	• Einzelbetreuung • Gruppenangebote • Abschiedskultur • Ethische Fallbesprechung • Informationen
Angehörige	• Trauer über Veränderung der Eltern, vor allem bei Formen von Demenz • Unwissenheit • Unerledigtes im Miteinander • Verlustängste • Familienzwist wird besonders deutlich und schwierig empfunden • Gefühl von Heimatlosigkeit und Fremdheit bei Angehörigen mit Migrationshintergrund oder ausländischen Angehörigen	• PDL, WBL • Pflege- und Betreuungskräfte • Mitarbeiter*innen aus dem Sozialen Dienst • Evtl. ein/e Beauftragte/r für Bewohner*innen und Angehörige • Mitarbeiter*innen aus dem gleichen Land	• Seelsorge in Zusammenhang mit Kirche im Quartier; Zusammenarbeit mit Ehrenamtlichen der »Sorgenden Gemeinde« • oder Kooperation mit freiberuflichen Psychologischen Berater*innen/ Trauerbegleiter*innen im Quartier/ aus dem Netzwerk: Demenz-Partner • Kooperation mit Hospizgruppen, die zunehmend Trauerkompetenz erlangen	• Informationsabende • Trauercafé für Angehörige • Sprechstunden • Ethische Fallbesprechung

	Trauer-Themen	Mögliche Unterstützung durch Mitarbeitende	Zusätzliche Unterstützung von außen	Angebote
Mitarbeiter-*innen	• Eigene Trauer aus privaten Gründen • Triggern durch Vorkommnisse in der Pflege • Trauer bei Todesfall eines zu Pflegenden • Team-Trauer bei Todesfällen unter Mitarbeiter*innen • Gefühl von Heimatlosigkeit und Fremdheit bei Mitarbeiter*innen mit Migrationshintergrund oder ausländischen Mitarbeiter*innen	• Mitarbeiter*innen aus dem Sozialen Dienst • Psychologisches Gesprächsangebot • Mitarbeiter*innen aus dem gleichen Land	• Seelsorge in Zusammenhang mit Kirche im Quartier • oder Kooperation mit freiberuflichen Psychologischen Berater*innen/ Trauerbegleiter*innen im Quartier • Kooperation mit Hospizgruppen • Kooperation mit Integrations-Coaches und Sprachtrainer*innen aus dem Quartier, aus dem Umfeld	• BGM: Gesprächsangebote • Supervision/ Persönlichkeitscoaching • Ethische Fallbesprechung

* Angesichts der aktuellen Situation der Kirchen stellt sich die Frage nach der Verlässlichkeit möglicher Zusammenarbeit. Es ist damit zu rechnen, dass Seelsorge im Pflegeheim zunehmend weniger intensiv von hauptamtlichen Kirchenmitarbeitenden (Pfarrer*innen, Diakon*innen, Pastoral- und Gemeindereferent*innen) übernommen werden wird. Das wird nach individuellen Einsichten und Vorlieben variieren, insgesamt aber eher zurückgehen. Die Pflege qualifizierten ehrenamtlichen Engagements wird zunehmend mehr an Bedeutung gewinnen!

Ich höre Sie natürlich fragen: »Wer soll das bezahlen? Wie soll das gehen, angesichts des Fachkräftemangels und der Situation in der Pflege? Alle Beteiligten müssen schon auf sich selbst achten. Eigenverantwortung übernehmen. Man kann ihnen nicht in allem entgegenkommen!«

Ich denke allerdings, dass genau das ein wichtiger Baustein sein kann, der aus einem x-beliebigen ein Pflegeunternehmen mit Zukunftsaussichten macht. Shareholder, die Gewinne abschöpfen wollen und nicht bereit sind, sich **zusätzlich** für ihre Mitarbeitenden, für die Bewohner*innen und deren Familien einzusetzen, werden keine Chance am Pflegemarkt mehr haben, weil sie nicht attraktiv für Mitarbeiter*innen sind! Da braucht es schon mehr Bewusstsein und Aufmerksamkeit!

»Seien Sie das Plus unseres Unternehmens ...« so rief mir vor Wochen eine Stellenanzeige als Seelsorgerin für Hotelangestellte einer Hotelkette an der Ostseeküste entgegen. Die Stellenbeschreibung war sehr reizvoll. Sie passte genau zu mir. Ich war sehr erstaunt, dass es so eine Ausschreibung überhaupt gibt. Da werden neue Wege beschritten!

Auch Pflege der Zukunft muss sich meiner Ansicht nach neuen Formen modernen Unternehmertums öffnen (Stichwort: New Work[21]). Sie muss rauskommen aus starren Strukturen und v. a. wegkommen vom pflegezentrierten Denken. Moderne Firmen in unserer Gesellschaft leben es schon länger vor, bzw. entwickeln sich angesichts des Fachkräftemangels auf dem Arbeitsmarkt weiter. Sie bieten für ihre Mitarbeitenden immer mehr Leistungen an. Diese erhalten neben einem Arbeitsplatz auch Unterstützung im persönlichen Bereich und zusätzliche Annehmlichkeiten, die den Familienalltag erleichtern: Wohnungen für Angestellte, firmeneigene Kitas, Bügeleinrichtungen, gesundes Essen zum Mitnehmen nach Hause, firmeneigene Fitnessstudios, Unterstützung bei Formalitäten für ausländische Mitarbeitende, psychologische oder seelsorgerliche Gesprächsangebote für Mitarbeitende. Es ist viel in Bewegung. Nicht zuletzt durch Corona werden der Bereich »Home-Office« und freiere Zeiteinteilung der Arbeitsstunden gestärkt. In der Pflegebranche ist nicht alles davon umsetzbar, sehr vieles aber schon. Dazu gibt es ein aktuelles Forschungsprojekt des Fraunhofer-Instituts für Arbeitswirtschaft und Organisation IAO »Future Care and Services – Mit New Work in die Zukunft der Pflege« (September 2021)[22]: *»Der Blick wird sowohl auf eine neue Arbeitsorganisation gerichtet, als auch auf eine neue Art der Dienstleistungserbringung, z. B. mit der Frage, welche Leistungen sich flexibilisieren oder durch den Einsatz neuer Technologien unterstützen lassen. Pflegerische Tätigkeiten und Versorgungsdienstleistungen werden in diesem Forschungsverbund neu gedacht und innovativ ausgestaltet. Parallel dazu werden kontinuierlich Technologie-Trends erhoben und ihre Anwendbarkeit auf die pflegerische Praxis hin überprüft.«*

---

[21] https://karrierebibel.de/new-work/

[22] https://www.iao.fraunhofer.de/de/presse-und-medien/aktuelles/future-care-and-services-mit-new-work-in-die-zukunft-der-pflege.html

Die Frage für die Pflegebranche ist meiner Meinung nach: »Wie treffen wir Entscheidungen?« (▶ S. 46) Schauen wir nach hinten, also zurück, möchten etwas vermeiden oder möchten wir gestalten und neue Formen und Möglichkeiten suchen? Nutzen wir Netzwerke? Bringen wir uns selbst mit ein?

Andersherum: Wenn Sie den puren Minimalismus praktizieren, sind Sie für Mitarbeitende, für Quereinsteiger*innen weder interessant noch anziehend. Gestalten Sie dagegen ein modernes Pflegeunternehmen, das sich auch als Dienstleistungsbetrieb versteht und für Senior*innen, Angehörige und Mitarbeiter*innen umfangreichen Service anbietet, sind Sie bzw. Ihr Unternehmen ein attraktiver Arbeitgeber. Dieses Mehr leuchtet und wirkt anziehend für Fachkräfte und Quereinsteiger*innen genauso wie für Familien, die eine gute Einrichtung suchen, weil sie ihre Eltern gut aufgehoben wissen – und zwar bis zum letzten Atemzug – und es schätzen, in ihrer oftmals schwierigen Lebenslage auch selbst unterstützt und begleitet zu werden.

Pflege und Betreuung ist schön! Es ist großartig, für alte Menschen da sein zu können, sie zu begleiten, ihnen ein Stück neue Heimat zu geben, sie respektvoll und achtsam zu versorgen, ihnen Sicherheit und Trost zu vermitteln, wenn alles zerbricht, Freude, Spaß und Lachen in ihr Leben zu bringen, sie zu unterstützen bei dem, was noch geht oder gemeinsam herauszufinden, wie es anders gehen könnte, Vertrautheit und Verbindungen wachsen zu sehen. Dies alles erleben wir alle im Pflegebereich und es ist unglaublich bereichernd. Es ist eine wunderbare Arbeit mit all diesen Facetten! Ich bin mir sicher, dass Sie gern Teil dieses Ganzen sind und sich mit Ihren Fähigkeiten einsetzen, Menschen bei schwierigen Entscheidungen zu begleiten, Gespräche mit Angehörigen zu führen und für Mitarbeitende da zu sein, wenn sie ein offenes Ohr brauchen, ihnen Mut machen, sie stärken und weiterbilden. Die aktuelle Situation der Pflege ist deshalb auch umso schwerer zu ertragen. Die Politik schläft oder hält still und steckt den Kopf in den Sand. Unsere demografische Uhr tickt aber immer lauter.

»Pflege neu denken«[23], heißt für mich auch: Es muss nicht alles von der Einrichtung selbst geleistet werden, sondern etwa in Zusammenarbeit mit Kräften im Quartier, in der sorgenden Gemeinde, der lokalen Verantwortungsgemeinschaft. Dadurch entstehen Verbindungen nach außen und es wächst ein Beziehungsgeflecht, das Wirkung zeigt. Bei der Neukonzipierung von Einrichtungen wird außerdem zu bedenken sein, in den Räumen der Einrichtung Platz für Aktivitäten von außen vorzuhalten: Vorträge, ambulante Seniorengruppen, offene kulturelle Angebote, ein Restaurant, das vielfältig genutzt werden kann. So wird Leben von außen in die Einrichtung geholt und es gibt ein Miteinander. Es wird Leben gestaltet, gefeiert und Gemeinschaft gelebt. Es gibt so viel Lebensqualität in Pflegeeinrichtungen – das darf auch nach außen getragen und gesehen werden, sei es bei gemeinsamen Festen oder der Bereitstellung der Räume für ein Trauercafé, das von außen professionell mitbegleitet wird. (▶ S. 109)

Info

Auch ich bin der Ansicht, dass Pflege inzwischen in die Verantwortung der Gesellschaft gehört, wie es in skandinavischen Ländern gelebt wird.* In Deutschland haben wir ein gewachsenes Mischsystem von privatem Einsatz für soziale Dienste, den Wohlfahrtsverbänden und staatlichem Handeln, spätestens seit Bismarck 1883 die Sozialgesetzgebung eingeführt hat. Daher ist auch unser Gesundheitssystem anders aufgebaut als z. B. in den skandinavischen Ländern, wo der Staat durch entsprechende Steuererhebung Geld für die Pflege bekommt und anders ausgeben kann – mit großer Akzeptanz in der Bevölkerung. Alle Pflegekräfte sind bei der Kommune angestellt, gut bezahlt und sehr gut ausgebildet. Ob wir das mit unserem System auch so hinbekommen?

* https://www.pflege-today.de/pflege-in-skandinavien/
https://aok-bv.de/lexikon/g/index_00368.html

[23] https://www.bosch-stiftung.de/de/publikation/pflege-neu-denken-zur-zukunft-der-pflegeausbildung

Ich persönlich bin eine Verfechterin privater sozialer Initiativen, die die Gesellschaft unterstützen und nicht auf Gewinnmaximierung ausgelegt sind. Ich denke, dass ein bunter Angebots-Teppich auch dem Pflegemarkt (weiterhin) guttut. Die schwarzen Schafe der Privatwirtschaft müssten rigoros bekämpft werden. Um bessere und hochwertigere Aus- und Fortbildungen kommen wir allerdings nicht herum, wenn das Ansehen der Pflegekräfte in der Gesellschaft steigen soll. Es dürfte auch nur mit sehr guten Arbeitsbedingungen eine gute Zukunft für die Pflege geben, ohne den aktuellen akuten Mangel an Arbeitskräften.

In folgendem Schaubild (▸Abb. 2) habe ich einmal eine Anzahl möglicher Dienste und Kooperationspartner im Quartier, im kommunalen Umfeld einer Pflegeeinrichtung aufgezählt (ohne Anspruch auf Vollständigkeit). Mit der Farbe Türkis habe ich markiert, wer noch mehr mit einbezogen werden könnte, wenn wir verantwortungsvoll mit dem Wissen um Trauer bei Senior*innen umgehen möchten. Pflegekräfte allein können das nicht leisten und es erweist sich auch immer wieder als gut, wenn jemand von außen dazu geholt wird, um eine schwierige Situation zu entschärfen.

Eine Pflege mit Zukunft, die **interprofessionell arbeitet**, kann nur erfolgreich sein, wenn ein paar **Grundvoraussetzungen** geschaffen werden:

- Hilfe bei der Orientierung in der Welt einer Pflegeeinrichtung für Kooperationspartner*innen von außen (z. B. ist es wenig sinnvoll, mit Senior*innen arbeiten zu wollen, wenn Essenszeiten sind).
- Eine Willkommenskultur für Außenstehende, in der Pflegeeinrichtung mitzuarbeiten und den Pflegealltag zu unterstützen.
- Begegnung auf Augenhöhe.
- Transparenz in Abläufen.
- Zugang zu Informationen (schnelle und unkomplizierte Wege finden).
- Schaffung von Kommunikationsstrukturen: regelmäßiger Austausch mit der Möglichkeit zu sagen, was gut war und was es noch braucht, um besser zu werden.
- Gemeinsame Fallbesprechungen (können auch ein guter Weg sein, zueinander zu finden und sich besser kennen zu lernen, voneinander zu profitieren).

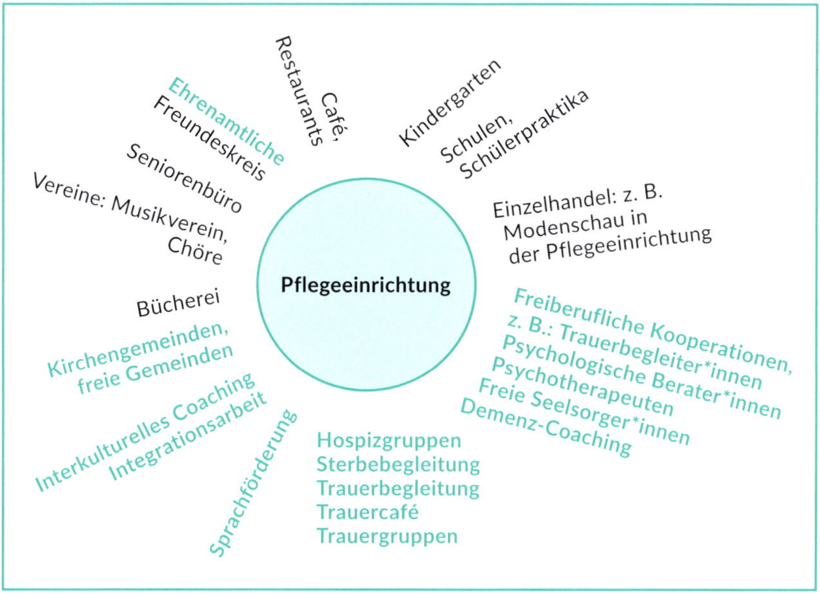

Abb. 2: Kooperationen.

Es ist immer erst einmal etwas mehr Arbeit, wenn andere Menschen in Abläufe mit einbezogen werden sollen. Wenn die Arbeit aber erst einmal angelaufen ist, wird schnell spürbar, dass die zusätzliche Mitarbeiter*innen ein Gewinn für das ganze Team sind und somit für alle Bewohner*innen und Angehörige.

Auf diese Weise wird *Trauer* nicht nur mal eben schnell gesehen, sondern durch die multiprofessionelle Zusammenarbeit kann etwas bewegt und die Lebensqualität aller in der Pflegeeinrichtung entscheidend verbessert werden. Bewohner*innen, Angehörige und Mitarbeiter*innen werden unterstützt und getragen.

4 Umgang mit Trauer – die praktische Umsetzung

4.1 Trauerarbeit in Pflege und Betreuung

4.1.1 Verhalten trauernder Menschen in der Eingewöhnungsphase im Pflegeheim

Übung

Wie war Ihr Beginn?

Erinnern Sie sich bitte an Situationen, in denen Sie der Neuankömmling waren, vielleicht im Krankenhaus im Mehrbettzimmer oder in einer Kur- oder Reha-Einrichtung:

- Was hat Ihnen geholfen, gut anzukommen?
- Was haben Sie gebraucht?
- Was war ganz schwierig für Sie?
- Welches Verhalten Ihrer Mitpatient*innen hätte/hat Ihnen geholfen, mit der neuen Situation warm zu werden?
- Was haben Sie sich für Gedanken über Ihr Leben gemacht? (Bei einem Reha- oder Kuraufenthalt geht es ja auch um das Bedenken des bisherigen Lebens und evtl. notwendiger Veränderungen)

In der folgenden Tabelle (▶ Tab. 4) beschreibe ich typisches Trauerverhalten in der Eingewöhnungsphase im Pflegeheim. Dabei bin ich auf die Traueraufgaben aus dem Modell von William Worden (▶ S. 15) eingegangen. Denken Sie auch an das duale Prozessmodell (▶ S. 18): Die Bewohner*innen können wieder zurückspringen und sich eher dem Verlorenen zuwenden, als dem, was neu ist. Seien Sie geduldig und empathisch. Lassen Sie sich nicht entmutigen, dranzubleiben, wenn etwa Herr Maier wiederholt ein Aktivierungsangebot ablehnt und an nichts teilnehmen möchte. Vielleicht macht er noch die Bemerkung: »Da sind ja nur alte Leute! Was soll ich da!« und sein Essen möchte er auch lieber im seinem Zimmer haben.

Tab. 4: Typisches Trauerverhalten in der Eingewöhnungsphase

Aufgaben Trauernder	Typische Gedanken	Reaktion Begleitender
Den Schock verarbeiten	»Es geht nicht mehr zu Hause, ich muss ins Pflegeheim!«	Wird noch zu Hause stattfinden, vielleicht nach einer Familienkonferenz
Aufbrechende Emotionen aushalten und zulassen (Schuldzuweisungen, Aggressionen etc.)	»Warum nur?« »Ich werde im Stich gelassen von der Familie.« »Niemand liebt mich wirklich.« »Ihr wollt mich ja nur loswerden!«	Emotionen zulassen, empathisch zur Seite stehen, Spiegel-Technik anwenden Einladen, am Leben im Haus teil zu nehmen Wird evtl. klar abgelehnt; Angebote im Zimmer machen (s. u.)
Realität schrittweise anerkennen	»Ich bin oft gestürzt und niemand hörte mich.« »Ich kann mich nicht mehr gut allein versorgen.« »Vielleicht ist es doch gut, hier zu sein«	Sich immer wieder von zuhause und den Erlebnissen erzählen lassen; nicht bewerten. Einladen, am Leben im Haus teil zu nehmen; vielleicht erste zaghafte Versuche teilzunehmen
Neuorientierung und Einleben in der neuen Realität	»Hier ist immer jemand zum Reden.« »Hier bin ich nicht alleine.« »Hier finde ich Unterhaltung, wenn ich will.« »Hier werde ich umsorgt.« »Hier kümmert man sich mit Herz um mich.« »Mein Zuhause« = Zimmer in der Einrichtung.	Weiterhin zuhören und zu den Angeboten abholen, die nun auch im Maßnahmenplan dokumentiert sind

4.1.2 Die Eingewöhnungsphase aus psychosozialer Perspektive gut gestalten

In der Eingewöhnungsphase stehen psychosozial betrachtet folgende Aspekte im Vordergrund:

- Ankommen (innerlich und räumlich) und sich einrichten
- Atmosphäre schaffen, in der sich der Bewohner wohlfühlen kann
- Kennenlernen der begleitenden Mitarbeiter*innen
- Kennenlernen der Abläufe in der Einrichtung, Zurechtfinden in der Einrichtung
- Kennenlernen von Mitbewohner*innen, vielleicht erster Anschluss an einzelne Menschen
- Gesprächs-Angebote machen, um herausfinden, wo der Neuankömmling steht, auch in seinem Trauerprozess; oder freut er sich, jetzt umsorgt zu sein?
- Kennenlernen des neuen Bewohners

Mitarbeiter*innen aus dem Bereich der **Betreuung oder Alltagsbegleitung** können hier eine besondere Rolle spielen und für Neuankömmlinge in der Eingewöhnungs- oder Integrationsphase sich Zeit nehmen. **»Beim Ankommen begleiten«** wäre eine passende Bezeichnung, die sicher auch den Medizinischen Dienst (MD) aufhorchen lässt. Es ist immer gut, wenn Sie ein Konzept erarbeitet haben und umsetzen, um die Qualität Ihrer Arbeit auf gleichem Niveau zu halten.

Tipp

Schaffen Sie ein Konzept für Neuankömmlinge. Hier ein Beispiel:

»Beim Ankommen begleiten«

- Stellen Sie die zusätzliche soziale Betreuung vor.
- Überreichen Sie dem neuen Bewohner die Begrüßungsmappe und stellen Sie die Heimzeitung vor. Beantworten Sie Fragen, erzählen Sie von Angeboten, zeigen Sie Fotos von früheren Aktivitäten in der Einrichtung.
- Erkunden Sie gemeinsam die Örtlichkeiten.
- Hören Sie zu und lassen Sie den Menschen von sich erzählen (Trauerarbeit: Erzählen tut vielen Menschen gut).
- Nähern Sie sich in einem Spiel der individuellen Biografie, z. B. »Stadt, Land, Fluss« mit biografischen Besonderheiten.
- Schauen Sie gemeinsam Fotos und Postkarten an.
- Singen Sie oder hören Sie gemeinsam Musik.
- Legen Sie eine Erinnerungsschachtel an (Thema: Was mir wichtig ist).

Da viele neue Bewohner*innen ihr Zimmer anfangs nicht gern verlassen, sollten Sie auch ein Wohlfühl-Angebot im Zimmer machen. Es wird natürlich immer Menschen geben, die zunächst alles ablehnen. Das ist deren Entscheidung, die Sie akzeptieren sollten. Gehen Sie am folgenden Tag ganz unaufdringlich wieder hin oder schauen Sie sogar später am gleichen Tag kurz noch einmal vorbei. Denken Sie daran, dass trauernde Menschen hin- und herschwanken zwischen »Ja« und »Nein«, und dass sie das »Nein« vielleicht schon bereuen, wenn Sie aus dem Zimmer rausgegangen sind.

Scheuen Sie sich nicht, öfter vorbeizusehen. Es ist keine unhöfliche Aufdringlichkeit, es ist ein Handeln im Wissen um Trauer und Abschiedsschmerz. Wenn jemand fröhlich im neuen Zimmer sitzt (das gibt es ja zum Glück auch) und sagt: »Gut, dass ich jetzt so umsorgt werde! Ich bin so froh, hier zu sein!«, dann freuen Sie sich mit ihm.

Tipp

Schaffen Sie ein Wellness-Angebot to go im Zimmer: In einem schönen Korb können Sie folgende Utensilien zur Entspannung mitbringen:

- eine ätherische Öl-Mischung zum Loslassen, z. B. »Wegbegleitungsöl« von Primavera als ausgleichende und tröstende Duftmischung zur Raumbeduftung. Es kann auch bei der Sterbebegleitung angewendet werden,
- Handmassagegerät oder Igelball,
- Tube gute Handcreme,
- Chiffontücher, Feder,
- Entspannungsmusik (evtl. Musik auf Handy und einen kleinen Lautsprecher anhängen).

Spiritualität ist für manche Menschen eine große Ressource im Leben, v. a. in solchen Umbrüchen. Wenn Sie im Zimmer religiöse Gegenstände sehen oder nachfragen, ob der Bewohner religiös ist, können Sie sich ein Bild davon machen.

Wenn es Ihnen selbst entspricht, fragen Sie, ob Sie ein Gebet sprechen oder einen Segenswunsch (s. u.) vorlesen dürfen. Das wird oft gern angenommen. Schauen Sie sich nach einem schönen irischen Segenswunsch um und bringen Sie ihn mit oder stellen Sie eine Postkarte der »Fußspuren im Sand« an einen prominenten Platz. Es gibt bei den Marburger Medien[24] sehr schön gestaltete biblische Kraftworte, die man gegen eine Spende bestellen kann. Vielleicht bringen Sie sogar mehrere, auch nicht biblische Sprüche mit. Es macht dem neuen Bewohner vielleicht Freude, einen davon auswählen zu dürfen.[25]

---

[24] https://shop.marburger-medien.de/

[25] In meinem Online-Shop erhältlich

Beispiele **Einem irischen Segenswünschen nachempfunden**

Gott sei vor dir, um dir Mut zu machen.
Gott sei neben dir, um dich zu schützen
Gott sei hinter dir, um deine stärkende Nachhut zu bilden.
Gott sei unter dir, um deinen Weg zu ebnen
Gott sei in dir, um dich zu stärken
Gott sei um dich herum wie ein wärmender Mantel. 4
Gott sei über dir, um dich zu bewahren, was auch kommen mag.

Psalm 23 »Der Herr ist mein Hirte«
Der HERR ist mein Hirte,
mir wird nichts mangeln.
Er weidet mich auf einer grünen Aue
und führet mich zum frischen Wasser.
Er erquicket meine Seele.
Er führet mich auf rechter Straße
um seines Namens willen.
Und ob ich schon wanderte im finstern Tal,
fürchte ich kein Unglück;
denn du bist bei mir,
dein Stecken und Stab trösten mich.
Du bereitest vor mir einen Tisch
im Angesicht meiner Feinde.
Du salbest mein Haupt mit Öl
und schenkest mir voll ein.
Gutes und Barmherzigkeit
werden mir folgen mein Leben lang,
und ich werde bleiben
im Hause des HERRN immerdar.

Kurze Bibelsprüche
»Von allen Seiten umgibst du mich und hältst deine Hand über mir.« (Psalm 139,5)
Meine Hilfe kommt vom HERRN, der Himmel und Erde gemacht hat. Er wird deinen Fuß nicht gleiten lassen, und der dich behütet, schläft nicht. (Psalm 121,2+3)

»Von guten Mächten wunderbar geborgen erwarten wir getrost, was kommen mag. Gott ist mit uns am Abend und am Morgen und ganz gewiss an jedem neuen Tag.« (Dietrich Bonhoeffer)

Neutrale Formulierungen
Das ganze Leben ist ein ewiges Wiederanfangen. (Hugo von Hofmannsthal)
Herzlich willkommen in unserem Haus! Wir begleiten Sie gerne beim Ankommen und Eingewöhnen. Ihr Team ....

4.1.3 Kleines Einmaleins der Kommunikation

»Man kann nicht nicht kommunizieren.«
Paul Watzlawick[26]

Übung

Was ist für Sie ein gutes Gespräch?
Welche Bedingungen sollten aus Ihrer Sicht bei einem guten Gespräch erfüllt sein?
Wie möchten Sie sich danach fühlen?
Wie möchten Sie von Ihrem Gesprächspartner angesprochen werden?

Mit Worten, Mimik, Gestik und Körperhaltung »sprechen« wir auf die eine oder andere Weise – auch wenn wir schweigen. Ich möchte Ihnen hier das »4-Ohren-Modell« von Friedemann Schulz von Thun[27] in Erinnerung rufen. Es bewährt sich vielfach beim Thema *Kommunikation* in schwierigen Momenten und aufgewühlten Situationen.

[26] Watzlawick P (2016): Menschliche Kommunikation: Formen, Störungen, Paradoxien. Hogrefe, Göttingen
[27] Schulz von Thun F (2014): Miteinander reden 1–4. Rowohlt, Hamburg

Wenn wir miteinander sprechen, dann hören (und verstehen) wir auf unterschiedlichen Ebenen, besagt dieses Modell. Auf welcher Ebene wir kommunizieren, hängt von unserer Persönlichkeit ab, von der aktuellen Gefühlslage und der Situation.

Tab. 5: Die Ebenen der Kommunikation

Ebenen der Kommunikation	Aussagen	Ein Paar sitzt am Tisch, die Frau sieht zum offenen Fenster und sagt: »Es ist kalt.«	Was der Mann aus den Worten seiner Frau heraushört
Sachebene	Worüber spricht die Person?	»Es ist kalt.«	»Es ist kalt.«
Selbstaussage	Was offenbart die Person über sich?	»Ich habe keine Lust rauszugehen.«	»Ich friere.«
Beziehungs-aspekt	Wie steht die Person zu mir?	»Ich mache mir Sorgen, dass du dich erkältest, wenn du raus gehst.«	»Immer lässt du das Fenster auf. Es interessiert dich gar nicht, dass ich friere!«
Appell	Was will die Person von mir?	»Wenn du rausgehst, ziehe dich warm an.«	»Mach das Fenster zu.«

Wenn Menschen unterschiedlichen Typs und unterschiedlicher Gefühlslagen aufeinandertreffen (und wann ist das nicht der Fall?), kann es zu großen Missverständnissen kommen. Die beiden Aussagen-Spalten der Tabelle zeigen es sehr deutlich: Was als Sachaussage gemeint ist, kommt beim Partner ganz anders an, die Sachebene spielt gar keine Rolle. Fast erschreckend schräg kommt das fürsorglich Gemeinte der Frau beim Mann an. Natürlich hört der Mann frühere Gesprächssituationen mit der Frau mit. Das ist eine Chance, um einander besser zu verstehen, kann aber das aktuelle Gespräch auch völlig überlagern und unverständlich machen. Wenn wir uns nun vorstellen, wie es im Pflegeheim ist, mit allem, was auf uns einstürmt, dann sind Missverständnisse vorprogrammiert.

»Es ist im Leben sehr selten, dass uns jemand zuhört und wirklich versteht, ohne gleich zu urteilen. Dies ist eine sehr eindringliche Erfahrung.«

(Carl Rogers)

Aus der klientenzentrierten Gesprächsführung nach Carl Rogers[28] und in deren Folge in der Gewaltfreien Kommunikation nach Rosenberg[29] ist es deshalb wichtig, sich rückzuversichern, dass man den anderen korrekt verstanden hat. Dann ist ein Gespräch auf der Sachebene möglich.

Beispiel **Von der Aussage zu ihrer Bedeutung**

Die Frau: »Es ist kalt.«
Ihr Mann: »Ich habe den Eindruck, dass du frierst. Soll ich das Fenster schließen, Schatz?«
Die Frau: »Das habe ich nicht gemeint, ich möchte nur heute bei diesem Wetter nicht spazieren gehen und wenn du raus gehst, dann zieh dich bitte warm an.«
Mann: »Oh, danke für den Hinweis! Ich ziehe den Anorak an.«

Das ist schon etwas ganz anderes. Auch für das Miteinander der beiden.

Beispiele für Rückfragen:
»Habe ich richtig verstanden, dass …«
»Höre ich richtig aus Deinen Worten, dass …«
»Ich habe den Eindruck, dass …«
»Bei mir kommen Deine Worte jetzt so an …. Habe ich das richtig verstanden?«

Damit bleibt der Ehemann auf der Sachebene, bei sich selbst und schlägt eine Brücke zu seiner Frau. Es entsteht eine Brücke in ihre Welt des Denkens, Fühlens, Wahrnehmens.

---

28 Carl Rogers (1902–1982): US-amerikanischer Psychologe und Psychotherapeut, der die personenzentrierte Psychotherapie entwickelte und zum Ausbau der humanistischen Psychologie beitrug.

29 Marshall B. Rosenberg (1934–2015): US-amerikanischer Psychologe und international tätiger Mediator, entwickelte die »Gewaltfreie Kommunikation«, ein Konzept, bei dem die Menschen einander so begegnen, dass sie einander guttun, auf freiwilliger Basis.

Wir alle sind auf unterschiedlichen Wegen unterwegs. Es kann sein, dass sich die Wege nicht kreuzen. Menschen in Trauer oder großer Not leben in einem Gefühlschaos. Es ist anspruchsvoll und manchmal sogar unmöglich, dann auf der Sachebene zu kommunizieren. Sie sollten in solchen hoch emotionalen Gesprächen immer Rückfragen stellen:

- »Ich spüre, dass Ihnen diese neue Situation Sorge bereitet. Liege ich damit richtig?«
- »Ich spüre Wut bei Ihnen. Stimmt das?«
- »Ich spüre große Trauer bei Ihnen.« Bewusste Pause

So knüpfen Sie genau da an, wo dieser aufgewühlte Mensch steht: bei seinen Gefühlen, ähnlich wie beim Validieren. Das Gefühlsohr, die Gefühlsebene, ist gerade das größte Ohr der vier Ohren. Die anderen sind verschlossen. Es ist deshalb nicht sinnvoll, dem entgegen zu kommunizieren. An die Gefühle können Sie dagegen wunderbar anknüpfen, sie auf diese Weise ernst nehmen und damit die ganze Persönlichkeit dieses Menschen in den Blick nehmen.

Tipp

Unterschätzen Sie die Wirkung von Pausen in Gesprächen niemals! Oft fällt es uns schwer, Pausen ein- und auszuhalten. Je getriebener wir sind, desto schwerer fällt es uns. Pausen ermöglichen es aber dem Gesprächspartner, mitdenken zu können, Gesagtes bei sich wirken zu lassen, Antworten zu finden.

Wenn Sie Pausen einsetzen, führen Sie das Gespräch, auch wenn Sie angegriffen werden und eine Pause wie ein Eingeständnis wirken sollte. Das ist aber nicht so! Es zeugt von Ihrer Souveränität, wenn Sie mit Pausen arbeiten und sie bewusst nutzen. Pausen können gerade in kontrovers geführten Gesprächen auch zur Beruhigung des Gegenübers beitragen, zumindest bringen sie Ruhe in ein aufgeheiztes System. So muss nicht ein Wort das andere ergeben und die Atmosphäre immer aggressiver werden.

4.1.4 Gespräche mit trauernden Senior*innen führen

So fördern Sie die Resilienz trauernder Senior*innen

Trauer ist ein umwälzendes Gefühl, das körperlich und psychisch beeinträchtigen kann. Es kommt zu Symptomen wie z. B. Müdigkeit, Schlafstörungen, Appetitlosigkeit oder auch Gewichtszunahme, innere Lähmung oder Überaktivität, Überempfindlichkeit, Kontaktscheu, Desinteresse, Entscheidungsschwierigkeiten, Sinnverlust, verändertes Zeitempfinden. Trauer führt auch zu körperlichen Symptomen: Leeregefühl im Magen, Brustbeklemmungen, Herzrasen, die Kehle ist wie zugeschnürt, Kurzatmigkeit, Muskelschwäche.

Womit können Sie nun die körperlichen und seelischen inneren Stärken bei Gesprächen mit trauernden Senior*innen fördern? Es gibt auch für Trauernde Resilienz[30], also Stärkung der Widerstandskraft in schwieriger Lebenslage. Sie können einzelne Bereiche bei Gesprächen im Pflegeheim aufgreifen und zur Stärkung und zum besseren Ankommen in der Eingewöhnungsphase beitragen (▶ Tab. 6).

Tab. 6: Resilient in schwierigen Lebenslagen

Resilienz-Säule	Bedeutung	Angebot	Außerdem
Selbstwirksamkeit	Umgang mit Umbrüchen im bisherigen Leben, bisherige Lösungen	Biografische Gespräche über Erzählungen von früheren Erfahrungen	
Netzwerk-Orientierung	Hilfe bekommen von: An- und Zugehörigen; Mitarbeitenden aus Pflege und Betreuung	Besuche und Hilfsangebote	Unterstützung bei schwierigen Entscheidungen

[30] Man spricht von sieben Säulen der Resilienz: Akzeptanz, Optimismus, Verantwortung, Selbstwirksamkeit, Netzwerk-Orientierung, Lösungsorientierung, Zukunftsorientierung

Resilienz-Säule	Bedeutung	Angebot	Außerdem
Lösungs-orientierung	Im Trauerprozess nach vorn schauen, nicht nur den Verlust betrachten	Zimmer schön einrichten, Angehörige dazu animieren, wenn kein Verständnis dafür da ist	Tagesstruktur neu; neue Abläufe können Sicherheit geben
Zukunfts-orientierung	Wie kann ich mich einleben und wieder Freude erleben und mein Zimmer »zuhause« werden	In Gemeinschaft mitnehmen, schauen, wer zur Person passt und zusammen setzen*	Gemeinschaft, Bewegung, Spaziergänge

* Auch im Pflegeheim entstehen Freundschaften. Leider konnten in den letzten Corona-Jahren Bewohner*innen nicht immer gemischt werden und sich manche Freund*innen gar nicht mehr besuchen, wen sie auf unterschiedlichen Etagen wohnten.

4

Es gibt eine Reihe von weiteren Ressourcen, die Sie unterstützen könnten (▶ Tab. 7).

Tab. 7: Weitere Ressourcen zur Unterstützung der Resilienz

Innere Ressourcen der Persönlichkeit	Äußere Ressourcen	Glaube/Religion	
Kognitive, emotionale, Lern-Fähigkeiten	Sozial: Familie, Freunde, Bekannte	Glaube an einen tieferen Sinn	
Humor und Güte	Kulturell: Klasse, Schicht	Gehaltensein – auch im Chaos	
Werte und Normen	Finanziell: Haus, Güter;	Glaube an ein Leben nach dem Tod; Trost (bei Trauer nach einem Todesfall)	

So regen Sie die biografisch-basierte Trauerarbeit an

Für viele trauernde Menschen ist es wohltuend, wenn sie von sich erzählen können, von alten Zeiten, in denen alles noch in Ordnung war; von Schwierigkeiten, die gemeistert wurden. Diese Erinnerungsarbeit kann auf unterschiedliche Arten entstehen:

- Erzählungen (evtl. bei Spaziergängen in der Umgebung mit Pausen auf einer Parkbank; vielleicht haben Sie einen Begleithund. Viele Menschen kommen in Anwesenheit von Tieren gut ins Reden)
- Erinnerungsschachtel befüllen
- Schreiben lassen (vielleicht auch unter dem Motto »Brief an meine Enkel«)
- Kreative Techniken: Kollage aus Zeitschriften, Malen
- »Höhen und Tiefen meines Lebens«

Sie erfahren bei diesen Gelegenheiten sehr viel über den Menschen, den Sie vielleicht noch ein paar Jahre begleiten werden. Manches kann in den Biografie-Bogen aufgenommen werden, wenn das für den Bewohner in Ordnung ist oder auch extra in der Dokumentation bei Dateien hochgeladen werden, wo auch »Wünsche am Lebensende« und »Patientenverfügungen« eingepflegt werden können.

Tipp

Zusätzliche soziale Betreuung

Ermutigen Sie den betroffenen Bewohner, sich auch allein mit seiner Trauer auseinanderzusetzen und schauen Sie sich die Schritte immer wieder an. Zeigen Sie Interesse am Erarbeiteten. Sie können auch die Trauerarbeit fortsetzen, wenn Sie zu Besuch kommen.

Verabreden Sie sich zweimal die Woche für 10–15 Minuten. Dann sind es vielleicht erträgliche kleine Häppchen für den Trauernden, denn bedenken Sie: Trauerarbeit ermüdet. Manchmal ist der Trauernde auch nicht in der Stimmung weiterzumachen. So ist das in einer Trauerpraxis auch. Seien Sie flexibel, akzeptieren Sie es, wenn Termine abgesagt werden, weil der Trauernde körperlich oder seelisch gerade nicht in der Lage ist, ein Gespräch zu führen.

So geben Sie dem *Verlusterleben von Fähigkeiten* Raum

Alle Senior*innen, ob in vollstationären Einrichtungen oder als Gäste einer Tagespflege, haben mit dem Thema »Verlust von Fähigkeiten« zu tun. Sie müssen damit fertig zu werden, dass Vieles einfach nicht mehr so geht wie früher. Ich bin der Auffassung, dass Sie diesen Bereich auch als Gruppenangebot und nachsorgend in der Einzelbetreuung thematisieren sollten. Es ist ein wichtiger Baustein der Trauerarbeit.

Wenn Sie das Gruppengespräch geschickt leiten, könnte die Gruppe Selbsthilfe-Charakter bekommen, was ich sehr gut fände. Wichtig dabei ist, dass Sie Impulse geben, über das Schmerzliche am Verlust hinaus zu denken und die Dankbarkeit für das, was (noch) gut ist, in den Blick zu bekommen. Es ist ein Drahtseilakt zwischen »der Trauer über den Verlust genug Raum geben« (und damit auch die Trauer ernst nehmen) und »Licht ins Dunkel bringen« durch weiterführende Impulse. Natürlich werden nicht alle Teilnehmer*innen der Gruppe auf dem gleichen Trauer-Niveau sein, was bei Trauergruppen immer ein Problem ist. Manche Trauernde gehen deshalb nur ungern hin, weil oft Wunden wieder aufgerissen werden, die gerade etwas verheilt waren. Andererseits stärken diese Gruppen eben doch, weil die Teilnehmenden sich untereinander austauschen und Unterstützung erfahren.

Grundsätzlich bieten sich wieder Erzählrunden an, ausgehend von einer Geschichte oder von Gegenständen auf dem Tisch. Verknüpfen Sie die Betreuungsrunde doch mit Spiritualität. Das ist sehr oft eine gute Ressource in Trauer!

Lassen Sie die Senior*innen zum Thema »Wofür ich heute dankbar bin« nachdenken. Dann liegt der Fokus nicht nur auf dem Verlust, sondern auch auf etwas Positivem.

Lassen Sie reihum ein Teelicht anzünden und einen Gedanken dazu sagen (wer möchte, sagt es laut, wer nicht, denkt es sich in der Stille) und schließen Sie die Runde mit einem Gebet ab, wenn es für Sie passt.

Tipp

So könnte die Runde aussehen

- Begrüßung
- Lied
- Einleitung zum Thema mit einer Geschichte oder Gegenständen, Text: »Gott, gib mir die Gelassenheit« (Karl Paul Reinhold Niebuhr)
- Erzählphase
- Impuls einflechten, wie es passt
  - Was haben Sie getan, um damit zurecht zu kommen?
  - Haben Sie Fähigkeiten entdeckt, gefunden bei sich, die Sie vorher gar nicht genutzt haben?
- Erzählphase
- Spiritueller Impuls
  - »Wofür ich jetzt/heute dankbar bin« (in der Stille bedenken)
  - Alle bekommen ein Teelicht und zünden es mithilfe einer Kerze an oder elektrische Teelichter werden angeschaltet. Beim Anzünden kann jeder ein Wort sagen, wofür er dankbar ist. Wer nichts sagen möchte, zündet sein Teelicht schweigend an.
  - Die Dankbarkeits-Lichter werden in der Tischmitte – schön gestaltet und mit Blumen dekoriert – versammelt (oder auf einem Extra-Tischchen oder auf einen schön dekorierten fahrbaren Essens-Wagen).
  - Gebet (schön wäre ein freies Gebet, das oben Genanntes aufnimmt), evtl. auch das »Vaterunser«.
  - Danklied zum Abschluss: »Großer Gott wir loben dich«; »Lobe den Herren, den mächtigen König der Ehren«; »Ich singe dir mit Herz und Mund«; »Von guten Mächten wunderbar geborgen« (alle diese Lieder dürften den Teilnehmenden bekannt sein, es gibt sie natürlich auch auf CD oder im Internet).

Wenn Sie sich den spirituellen Teil nicht zutrauen oder ihn nicht selbst durchführen möchten, dann überlegen Sie doch, wer das im Team übernehmen könnte und/oder fragen Sie eine Seelsorger*in, die sowieso im Haus mitarbeitet oder eine Trauerbegleiterin im Quartier/der Stadt oder jemandem von der Hospizgruppe, die auch in Trauerbegleitung fortgebildet wurde. Das wäre im Sinne des multiprofessionellen Miteinanders ohnehin eine gute Team-Verstärkung.

So gehen Sie mit suizidalen Gedanken Trauernder um

Aus meinen Fortbildungen und vielen Gesprächen mit Mitarbeitenden aus Pflege und Betreuung weiß ich, wie schwer es für die meisten ist, auf die folgenden Sätze gut zu reagieren:

- »Ich würde am liebsten sterben.«
- »Das Leben ist so sinnlos ... «
- »Ich weiß gar nicht, was ich hier noch soll ...«
- »Ich mag nicht mehr.«
- »Ich kann mir einfach nicht vorstellen, wie es weitergehen kann ...«
- »Ich habe keine Kraft mehr«

Suizidale Gedanken begegnen uns immer wieder. Es gibt dabei große Unterschiede: Ist es ein Hilferuf? Ist es Ausdruck von Hilflosigkeit angesichts der Lebenslage? Ist es wirklich beabsichtigt oder aus einer depressiven Verstimmung heraus geäußert? Nicht umsonst wird in unserer Gesellschaft genau untersucht, was die Beweggründe sind, wenn Menschen ihr Leben beenden möchten. Ein Mensch mit Depressionen oder depressiver Verstimmung, sieht sein Leben im Augenblick ganz ausweglos. Er braucht Hilfe und Unterstützung, um sein Leben wieder als wertvoll erleben zu können. Vielleicht sieht danach seine Welt wieder anders aus und er ist wieder fröhlich und dankbar zu leben.

Wie könnten Sie auf solche Sätze gut reagieren? Mit »gut« meine ich angemessen, den anderen in seinem Schmerz ernstnehmend. Ohne 08/15-Floskeln, die ihm signalisieren würden: Hier ist dein Gegenüber nicht fähig oder nicht willens, authentisch mit dir zu kommunizieren und wirklich mit dem

Herzen für dich da zu sein. Das soll keine Wertung sein, manchmal können wir etwas nicht ertragen, aus vielfältigen Gründen. Da braucht es keine Entschuldigung. Es ist nur wichtig, dass Sie diese Empfindung wahr- und ernstnehmen. Authentisch zu sein, heißt dann für Sie, das auszudrücken und zu ihren eigenen Gefühlen zu stehen.

Beispiel **»Ich weiß gar nicht, was ich hier soll…«**

Wenn eine Bewohnerin sagt: »Ich weiß gar nicht, was ich hier noch soll … Ich mag nicht mehr. Ich möchte sterben« und Sie können gerade nicht mit diesem Thema umgehen oder sind unter Zeitdruck, können Sie sagen: »Ich spüre tiefen Schmerz in Ihnen und das tut mir sehr leid für Sie. Aber ich bin jetzt leider nicht in der Lage, eine gute Gesprächspartnerin für Sie zu sein.«

Als nonverbale Geste: Legen Sie Ihre Hand vorsichtig an die Schulter der Bewohnerin und signalisieren Sie damit Nähe, Verständnis von Herz zu Herz, Mitgefühl, und ein Stück Halt, Dasein und Begleitung. Drosseln Sie unbedingt Ihre Energie, setzen Sie die Geste bewusst und langsam ein, nicht schnell und in Hektik.
Wenn Sie in großer Hektik sind, berühren Sie den Trauernden auf keinen Fall. Ihr Stresspegel wird ihm nicht guttun. Wenn Sie etwas für sich und die Bewohnerin tun wollen, gehen Sie kurz aus dem Zimmer (mit den Worten: »Ich bin gleich für Sie wieder da«), atmen Sie tief ein und aus, berühren Ihre Thymusdrüse zum Energieausgleich und gehen wieder ins Zimmer. Berühren Sie dann die Bewohnerin mit einer haltgebenden und Mitgefühl ausdrückenden Geste der Berührung.

Tipp

Sie können auch sagen: »Ich hole Ihnen jemanden von der sozialen Betreuung, damit Sie jetzt reden können, ja?« Oder: »Möchten Sie mit Pfarrer XYZ (oder einer anderen Person, einer Ehrenamtlichen) darüber sprechen? Ich informiere ihn/sie gerne.«

Manchmal reicht einem Menschen auch dieses kurze Gespräch, dieses Wahrgenommen-werden in seinem Schmerz, damit es wieder besser geht. Menschen brauchen echtes Wahrgenommen-Werden, was im Pflegeheim-Alltag leider viel zu kurz kommt.

Faszinierende Einblicke, was ein kontinuierliches Angebot bewirken kann, bei dem ein Bewohner täglich für (nur!) drei Minuten als ganzer Mensch mit Leib und Seele wahrgenommen wird, ist die Erfolgsgeschichte des »Therapeutischen Tischbesuchs«[31] (▶ S. 85). Die Bewohner*innen wurden wacher, kommunizierten mehr und nahmen die Welt um sich herum stärker wahr, als sie wieder als »Menschen« mit Würde akzeptiert wurden.

Beispiel **»Ich mag nicht mehr…«**

Die Bewohnerin: »Ich weiß gar nicht, was ich hier noch soll … Ich mag nicht mehr. Ich möchte sterben.«
Pflegekraft: »Ich spüre tiefen Schmerz in Ihnen und das tut mir von Herzen leid. Gibt es nichts, was Sie augenblicklich freut?«

Oder:

Pflegekraft: »Ich höre aus Ihren Worten, dass Sie mit Ihrem Leben hadern … Sie fühlen sich fehl am Platz?«

Oder:

Pflegekraft: »Ich höre tiefen Schmerz aus Ihren Worten.« (Pause) »Was wäre denn besser, wenn Sie tot wären?« (Pause) »Haben Sie keine Angst vor dem Sterben?«

Gestatten Sie mir an dieser Stelle eine wichtige Anmerkung: Ich sehe mit großer Besorgnis, wie die zusätzliche Soziale Betreuung sehr oft der Pflege unterstellt wird und Aufgaben übernimmt, die nicht dazugehören, sodass sich im Alltag die Aufgabenbereiche zu Ungunsten der Betreuung verschie-

[31] Rudert B, Kiefer B (2007): Der therapeutische Tischbesuch. TTB – die wertschätzende Kurzzeitaktivierung. Vincentz, Hannover

ben. Ich halte es in dem Zusammenhang auch für problematisch, wenn die Betreuung von einer Pflegedienstleitung geleitet wird, statt von einer Mitarbeiterin aus dem sozialen Dienst, etwa einer Sozialpädagogin. Dann gibt es keine Interessenskonflikte, wie bei der Leitung durch eine Pflegedienstleitung, die zwischen den Stühlen »Pflege« und »Betreuung« sitzt.

Ich habe es in zwei Pflegeeinrichtungen als sehr wohltuend erlebt, dass die »zusätzliche soziale Betreuung« dem Bereich des Sozialen Dienstes bzw. einer sozial-kulturellen Abteilung zugeordnet war. So bekommt sie ihren eigenständigen Wert, und ich halte das für zielführender, wenn wir unsere Pflegeeinrichtungen in eine gute Zukunft führen wollen. Wir brauchen Weite im Blick bei der Organisation von Pflegeeinrichtungen. Wir müssen den Menschen als Ganzes wieder mehr in den Fokus nehmen. Wir brauchen gebündeltes Wissen aus den unterschiedlichen Bereichen: aus der Pflege, der sozialen Betreuung, der Hauswirtschaft und der Unternehmensleitung, die natürlich die Einrichtung finanzierbar leiten muss. Ich habe es in einer Einrichtung als wohltuend erlebt, dass sie von einem Gremium geleitet wurde: der Einrichtungsleitung (aus der Wirtschaft kommend), der Pflegedienstleitung, der Leitung des Sozialen Dienstes und der Hauswirtschaftsleitung. Da wird wie bei Cicely Saunders der ganze Mensch betrachtet, neben dem Körper auch das soziale Umfeld, die Psyche, der Mensch als spirituelles Wesen. Diese Blickwinkel sollten in die Organisation einer Einrichtung einfließen und ich bin überzeugt, dass es dann bei sehr vielen Mitarbeiter*innen auch mehr Zufriedenheit geben würde. Sie werden mit ihrer Arbeit ganz anders wahrgenommen.

So lesen Sie nonverbale Signale

Wir haben bisher viel über Menschen nachgedacht, die reden können. Wie ist das aber, wenn keine »normale« Kommunikation möglich ist? Das ist sehr oft der Fall im Pflegealltag: Jemand kommt palliativ ins Pflegeheim und kann sich nicht mehr artikulieren. Trauert er deshalb nicht? Natürlich doch! Jemand kommt mit schwerer Demenz in die Pflegeeinrichtung: Wie können Sie ihn kennenlernen? Sie arbeiten auf einer Wachkoma-Station und haben einen Menschen vor sich, mit offenen Augen und einem wachen

Blick, aber keiner Sprachmöglichkeit. Alte Menschen mit Aphasie[32] und Hemiparese[33] sind in vielen Pflegeeinrichtungen zu finden. Auch hier stellt sich die Frage, wie Sie mehr über sie erfahren können. Sie alle trauern auch. Wie können Sie sie trösten?

Es gehört zu meinen bisher unangenehmsten Erfahrungen, bei der Sterbebegleitung eine Bewohnerin vor mir zu haben, die ich nicht verstehen konnte, deren Geist aber noch so klar war, dass sie viel erzählte und äußerte, was sie wollte. Ich konnte es einfach nicht verstehen! Es war ein schreckliches Gefühl für mich. Erst war sie noch in der Lage zu schreiben, mit der Zeit verlor sie auch diese Möglichkeit, sich mitzuteilen. Zum Glück gab es einen tollen Kollegen aus der Pflege, den ich dann immer gern hinzuzog. Er konnte die Frau verstehen, weil er sie durch die Bezugspflege gut genug kannte. Er wusste, was sie meinte und das war sehr beruhigend für mich.

So erkennen Sie, dass ein Mensch trauert, auch wenn er nicht spricht:

- Der Blick ist »leer« (er geht durch Sie hindurch in die Ferne).
- Mimik: Die Mundwinkel hängen herunter.
- Körperhaltung: Die Schultern hängen herunter. Vielleicht ist der Körper auch vor Anspannung verkrampft.
- Lautäußerungen: Klagen, Weinen, Stöhnen.
- Verhalten, das Nähe sucht: Er läuft hinter Ihnen her.
- an starken Emotionen, die auch wechseln können (Wut, Schmerz, Zorn aber auch Schuldgefühle, heftiges Weinen und Verzweiflung; mal mehr, mal wieder weniger)

Das können Sie tun, um auch diesem Menschen nahe zu sein:

- Gegenwärtig sein bei dem Menschen und seinen Gefühlen.
- Ernst nehmen, was sie »ausdrücken«.
- Ihre Gefühle ausdrücken und so der Trauer eine stellvertretende Stimme geben.
- Blickkontakt aufnehmen.

[32] Erworbene Sprachstörung durch Verletzung des Sprach-Hirnareals

[33] Halbseitige Lähmung, auch da kann das Sprechen mit beeinträchtigt sein

- Hand halten (gut spüren, ob das in Ordnung ist oder unerwünscht, auf Veränderungen der Körperspannung achten und die Mimik beobachten).
- Behutsame Umarmung (auch hier spüren!)
- Mit der Atmung arbeiten.
- Achtsamkeitsübungen im Alltag integrieren[34] (eine sehr gute Vorbereitung für solche Begegnungen und auch für Sterbebegleitung).

Grundsätzlich wichtig sind Nähe und echte Begegnung. Dann lernen Sie auch Menschen, die nicht »normal« kommunizieren können, besser kennen und verstehen. Erinnern Sie sich an Paul Watzlawick: *»Man kann nicht kommunizieren.«* Es geht um Nähe, um vertraut werden miteinander. Irgendwo – versteckt in den Tiefen seines Empfindens – hat jeder Mensch etwas, was ihn zur Ruhe kommen, Sicherheit empfinden lässt, was ihn erfreut und beruhigt. Machen Sie sich auf die Suche danach!

4.1.5 Einzelbetreuung: Methoden der Trauerarbeit im Pflegealltag

Der Trauer vielschichtig begegnen in kurzer Zeit

Die 10 Minuten-Aktivierung, der Therapeutische Tischbesuche oder Arbeit mit Fühlschnüren sind Methoden kurzer Aktivierung. Ute Schmidt-Hackenberg[35] entwickelte Ende der 1990er Jahre die **10 Minuten-Aktivierung**, um Menschen mit Demenz schnell durch vertraute Gegenstände in ein Gespräch zu verwickeln und in eine Interaktion zu kommen. Wichtig ist dabei, dass die Methode regelmäßig angewandt wird, am besten täglich. Es können eindeutig positive Entwicklungen festgestellt werden.

---

[34] Z. B. Spüren, wie sich der Körper gerade anfühlt: »Wie esse ich einen Apfel?« – »Was sehe ich alles auf dem Weg zur Arbeit und nach Hause?« – Einen Gegenstand ganz genau betrachten. – Sich seiner Gefühle bewusst werden. Einfach nur wahrnehmen – Im Alltag immer weniger urteilen, dafür umso mehr wahrnehmen. – Üben, dass man mehr ist als … (was gerade an einem kritisiert wird).

[35] Schmidt-Hackenberg U (2013): 10-Minuten-Aktivierung als Methode. Vincentz, Hannover

Der **Therapeutische Tischbesuch** stammt von Bernd Kiefer und Bettina Rudert[36] und ist als eine intensive und achtsame Einzelinteraktion gedacht, die 1–3 Minuten dauert. Dabei wird ein Intermediär-Objekt zum Kommunizieren benutzt (z. B. eine Kastanie im Herbst, ein Schlüsselbund oder eine Wäscheklammer). Im Essbereich wird reihum jede besucht und bewusst und achtsam wahrgenommen. Auf diese Weise wurde aus schläfrigen Bewohner*innen eine aufgeweckte Runde, die Bernd Kiefer schon von weitem winkend begrüßt. Es macht die Menschen wacher, sie sind mehr bei sich selbst und nehmen ihre Umgebung wieder wahr.

An **Fühlschnüren**[37] werden ausgewählte Gegenstände befestigt, um sie dann in der Kitteltasche mitnehmen zu können und so auf einfache Weise für Bewohner*innen im Bett einen Gegenstand zur Hand zu haben. Diese und die anderen Methoden können natürlich auch mit anderen Menschen gemacht werden, ohne dass Demenz im Spiel ist.

Ich empfehle Ihnen, die Methoden als Gesprächsöffner einzusetzen, um Trauernde zum Reagieren zu bringen, und eine etwaige Lethargie (▸ S. 74) zu überwinden. Bringen Sie etwas zur Begegnung mit, z. B.

- Postkarten mit Themen aus dem Leben,
- einen Stein (ein großer Kieselstein) für die Stolpersteine im Leben,
- ein Stück Netz (Einkaufsnetz) für die Schlingen, Fallstricke auf dem Lebensweg,
- Adressaufkleber (evtl. von der Post: Sie sind umgezogen ...) für neue Orte im Leben,
- einen Kompass,
- einen Stadtplan,
- eine Todesanzeige,
- eine Engelfigur,
- eine Feder (als Symbol für Engel, kann aber auch, wenn sie losgelassen wird, ein wunderbares Symbol für Leichtigkeit sein),

---

[36] Rudert & Kiefer 2007

[37] Rudert B, Kiefer B (2009): Die TTB-Fühlschnur: Materialien zur wertschätzenden Kurzaktivierung. Vincentz, Hannover

- einen schönen Gegenstand zur Freude (Blume, hübscher Stein, kleines Bild, guter Duft: Zitrone, Orange – wirken stimmungsaufhellend),
- beschriftete Steine (z. B. Glück, Freude, Freunde, Geduld, Glaube, Frieden, Gerechtigkeit, Gesundheit) Die Steine können selbst beschriftet werden oder bei Accessoires gekauft werden.

Nehmen Sie drei, vier Gegenstände mit und lassen Sie die Bewohner*innen auswählen, was sie gerade anspricht und womit sie sich mit Ihnen gemeinsam etwas mehr beschäftigen wollen. Die Gegenstände sind nicht der Mittelpunkt des Geschehens, sondern der Anstoß zum Austausch. Seien Sie kreativ! Ihnen fallen bestimmt wunderbare Gegenstände ein.

Tipp

Gestalten Sie doch mal einen Schuhkarton mit der Aufschrift: »Umbrüche im Leben«. Viele Betreuungsteams sammeln thematisch Gegenstände in schön gestalteten Schuhkartons, um sie für Kurz-Aktivierungen schnell zur Hand zu haben. Ein Karton »Begleitung am Sterbebett« sollte in der Sammlung auch nicht fehlen. Sie können auch ein Chiffonsäckchen nehmen anstelle einer Schnur, um etwas zur Hand zu haben.

So begegnen Sie der Trauer durch Elemente der Basalen Stimulation®

Die Basale Stimulation® ist ein Konzept, mit dem der Sonderpädagoge Andreas Fröhlich ab 1975 versucht hat, behinderten Kindern wieder einen Zugang der Wahrnehmung des eigenen Körper, der Umgebung und anderer Menschen zu ermöglichen. Gemeinsam mit der Pflegewissenschaftlerin Christel Bienstein übertrug Fröhlich dieses Konzept auf die Pflege.

Ziel der basalen Begleitung Trauernder ist aus meiner Sicht, dass die Menschen sich wenigstens für eine gewisse Zeit weniger verloren vorkommen, ruhiger werden, Vertrauen zu Ihnen als Mitarbeiter*in aufbauen und in ihrer Haut und ihrem Erleben sich wohler fühlen. In der folgenden Tabelle

4

(▶ Tab. 8) habe ich einige Beispiele dafür ausgewählt, natürlich gibt es viel mehr darüber hinaus. Seien Sie auch hier wieder kreativ und erkunden Sie, was dem Bewohner jeweils besonders guttut.

Tab. 8: Elemente der Basalen Stimulation® in der Trauerarbeit

Basales Element	Genauere Bezeichnung	Ziel	Anmerkung
Aromapflege	Zitrusfrüchte wirken stimmungsaufhellend Wegbegleitungsöl (▶ S. 68)	Das Wohlbefinden steigern	Literaturtipp
Musik und Klänge	Gemeinsam singen, Lieblingsmusik hören, Klangschale, Monochord anwenden	Stärkt die Lebensfreude; lässt auch mal Schweres vergessen Entspannt und löst in der Tiefe	Vielleicht mit einer Musiktherapeutin in Zusammenarbeit
Vibratorische Erfahrungen	mit elektr. Zahnbürste	Herausholen aus der Lethargie	
Atemstimulierende Einreibung	Zur Beruhigung durch vertieften Atem, Entspannung, Wohlbefindens-Steigerung	Dient der Beruhigung bei aufgewühlten Emotionen	
Außerdem			
Tierbesuche	Therapiehunde sind inzwischen öfter Gäste in Pflegeeinrichtungen	Mit Tieren kommt immer eine andere Energie ins Haus; viele Menschen reagieren ganz positiv auf diese Präsenz	Absprachen treffen/Achtung bei Allergien! Vorher erkundigen

Tipp

Setzen Sie ein kleines Spiel zur Resilienz-Förderung ein: »Was mich heute erfreut hat«. Sagen Sie selbst etwas und fordern Sie dann die Bewohner*innen auf, auch etwas zu finden. Vielleicht reagieren sie erst empört, wie Sie darauf kommen, dass es etwas Schönes gerade für sie geben könnte!

Bleiben Sie hartnäckig! Machen Sie Vorschläge: Der Pudding könnte geschmeckt haben, ein Rotkehlchen auf der Terrasse erschienen sein, Kinder fröhlich gelacht haben, der Enkel sich mal wieder gemeldet haben, der nette junge Azubi wieder im Dienst gewesen sein … Es gibt so viel, es darf entdeckt werden.

Kommen Sie täglich für diese kleine »Übung« zu den Bewohner*innen. Dieses »Spiel« braucht ein wenig Zeit. Aber wenn es mal angelaufen ist, werden Sie sehen, dass Sie schon erwartet werden, weil die Bewohner*innen schon von allein angefangen haben, sich über drei positive Dinge Gedanken zu machen. Das ist Trauerbegleitung und Resilienzförderung – eine ganz wichtige Arbeit, die Sie da übernehmen!

4.2 Themen für die zusätzliche Soziale Betreuung (auch in Tagespflegen)

An dieser Stelle möchte ich Sie mit der Begleitung anhand von Elementen aus der »Würdezentrierten Therapie«[38] vertraut machen.

4

Übung

Wie war es, als Sie in einer Krise waren?

Erinnern Sie sich an Situationen in Ihrem Leben, als Sie krank waren oder ein anderes schwer zu (er)tragendes Problem hatten. Eine Situation, die länger anhielt. Es könnte sein, dass Sie irgendwann an dem Punkt waren, dass Sie nur noch dieses Problem sahen oder Ihre Krankheit spürten. Dass nichts sonst mehr an Sie herankam, oder fast nichts mehr:

- Was hat Ihnen geholfen, wieder Sie selbst zu werden?
- Wie und mit wessen Unterstützung sind Sie da herausgekommen?

Das Ziel der »Würdezentrierten Therapie« ist es, dass sich final erkrankte Menschen ihres ganzen Lebens und Wirkens bewusst werden und ihre Würde wiederfinden. Sie sind nicht ihr Tumor im Gesicht, vor dem sie sich ekeln. Sie haben immer noch ihre Biografie, ihre Art, die Welt zu sehen, ihre Erfolge und Misserfolge, ihre Gedanken und Fähigkeiten und ihre individuelle und wunderbare Art. Genau das soll auf vielfältige Weise gemeinsam herausgearbeitet werden. Am Ende der Begleitung kann ein hübsches Dokument entstehen, das z. B. »Letzte Worte an meine Kinder« enthält, oder »Was ich der Nachwelt weitergeben möchte«. Eine Studie zeigt, dass die Patientenzufriedenheit durch diese Arbeit erheblich gesteigert wurde und auch die Angehörigen besser mit der Situation umgehen konnten und später Unterstützung in ihrer Trauer bekamen.[39]

---

38 https://www.patientenwuerde.de/ich-arbeite-in-gesundheitswesen/werkzeugkiste/wuerdezentrierte-therapie/

39 https://www.patientenwuerde.de/ich-arbeite-in-gesundheitswesen/werkzeugkiste/wuerdezentrierte-therapie/

Elemente dieser Würde-Zentrierung können Sie auch Ihren Bewohner*innen zuteilwerden lassen, wie in den folgenden Angeboten angezeigt. Es geht dabei jeweils um den Prozess im Menschen und nicht um ein fertiges Endprodukt.

4.2.1 Gruppen- und Einzelangebote

Trauerarbeit durch biografisches Aufarbeiten

Zielsetzung

Die Bewohner*innen setzen sich in der Einzelbetreuung und/oder in der Gruppenarbeit mit ihrem Leben, mit dessen Höhen und Tiefen auseinander. Wichtig ist dabei, dass das Augenmerk auf positive Fähigkeiten gelegt wird, dass den Senior*innen ihre Ressourcen bewusst und sie damit in ihrer Würde gestärkt werden. Vielleicht gibt es Parallelen zu dem, was sie jetzt erleben: Abschied – Neuanfang, wie wurde früher damit umgegangen? Geht das jetzt auch? Eine der Resilienz-Säulen ist die »Selbstwirksamkeit«. Wir sprechen auch von Coping-Strategien[40]: Das ist die Art und Weise, wie mit Schwierigkeiten im Leben umgegangen wird. Was habe ich schon erfolgreich geschafft? Warum sollte das jetzt nicht auch gehen? Wie ist mir das gelungen damals? Wie kann es heute wieder gelingen?

Themen-Vorschläge (Ihnen fallen bestimmt noch viel mehr ein!)

- »Wenn ich drei Wünsche frei hätte.«
- »Von Schwierigem und Schönem in meinem Leben ...«
- »Das war mein schönster Tag!«
- »Besondere Tage in meinem Leben« (schöne und schwere).
- »Abschiede in meinem Leben«.
- »Jedem Anfang wohnt ein Zauber inne.« (Hermann Hesse)

---

[40] Coping-Strategien können auch gut bei Menschen mit Demenz eingesetzt werden, wenn man weiß, wie sie früher etwas geschafft haben, z. B. die Tochter getröstet. Gab es da ein bestimmtes Vorgehen? Ein Lied, eine Handbewegung, Sreicheln über die Wange und ein bestimmter Satz. Das könnte dann heute auch für die Senior*in ein Weg sein, sie zu trösten.

Methoden

- Gespräche
- Kreative Zugänge:
  - Vorlesen: Märchen, Geschichten, Texte (z. B. für Wünsche: »Die drei Wünsche«, Hekaya aus dem Arabischen; »Hans im Glück«, Gebrüder Grimm; »Vom Fischer und seiner Frau«, Gebrüder Grimm)
  - Musik: passende Lieder und Musikstücke singen und hören
  - Malen/Kollage erstellen
    - evtl. ein Gemeinschaftsbild erstellen, Einzelarbeiten fortführen
  - Naturwerkstatt Landart (das ist eine wunderbare Art, Kreativität und Natur zu verbinden. Man kann einen Spaziergang unternehmen und draußen etwas zu seinem Thema gestalten. Das geht nur für bewegliche Senior*innen. Oder Materialien müssten vorher gesammelt und in die Einrichtung gebracht werden)
- Atmosphärische Unterstützung im Raum:
  - Raumbeduftung mit ätherischen Ölen zur Stimmungsaufhellung und Anregung von Kreativität (ätherisches Orangen-Öl erzeugt z. B. eine heitere, beschwingende Atmosphäre, wirkt leicht anregend und aktivierend, erhöht die Konzentrationsfähigkeit und verbreitet eine harmonische, angenehme Stimmung)
  - Entspannungsmusik (evtl. von Dr. Arndt Stein[41]). Mich begleitet seine Musik seit Jahren. Wann immer ich sie mitbringe, gibt es sehr positive Resonanz darauf, sodass ich ihn hier gern nenne. Natürlich gibt es auch andere gute Kompositionen zur Entspannung
  - Anwesenheit eines Tieres, ein ruhiger Hund z. B. oder eine Katze, die sich unterm Tisch einrollt

Vielleicht ist das Thema so ergiebig, dass sich mehrere Stunden damit füllen lassen. Neu dazu gekommene Senior*innen sollten trotzdem einsteigen können (das gilt besonders für Gäste der Tagespflege).

---

[41] Dr. Arndt Stein ist Psychologe, Psychotherapeut, auch für Hypnose- und Entspannungsverfahren. Nach einer langjährigen Klavierausbildung entwickelte er spezielle Entspannungskompositionen und führte den Ruhe-Puls Rhythmus von 60 Taktschlägen pro Minute ein (»Puls-Takt 60«). 1987 gründete er den Verlag für Therapeutische Medien, wo es auch GEMA-freie Musik gibt. https://www.vtm-stein.de

Tipp
Sie können ein Thema auch erst als Gruppenangebot durchführen und dann in der Einzelbetreuung das eine oder anderen vertiefen, wenn die Senior*innen sich darauf einlassen möchten.

Denken Sie auch wieder multiprofessionell: Wenn Sie merken, dass das Thema größerer Vertiefung bedarf – und es gewünscht wird – dann wäre es nach Absprache mit den Bewohner*innen vielleicht gut, wenn sie jemanden aus dem Bereich Seelsorge/Gesprächsführung mit einschalten könnten. Nehmen Sie solche wichtigen biografischen Punkte auch – wiederum in Absprache – in den Biografiebogen auf.

Beispiel Aktivierungsstunde zu »Wenn ich drei Wünsche frei hätte«

Raum vorbereiten
- Materialien, Musik und Texte zurechtlegen
- Tische und Stühle stellen
- Duftbrunnen mit ätherischem Orangen-Öl anstellen
- Entspannungsmusik anstellen (es ist einladend, wenn schon Musik läuft, während die Bewohner*innen warten müssen, bis alle geholt wurden)
- Bewohner*innen holen

Ablauf der Aktivierung
- Begrüßung und Einleitung ins Thema: »Wenn ich drei Wünsche frei hätte«
- Abreißzettel herumgehen lassen, wo man sich einen Wunsch abreißen kann.

Gespräch »Wenn ich drei Wünsche frei hätte«

Über den Abreißzettel zu heutigen Wünschen kommen und zu Wünschen im Leben:

- Wann habe ich etwas ganz eindringlich gewünscht und wie ging es aus?
- Wann spielten Wünsche überhaupt eine Rolle?
- Gab es Wunsch-Erfüllung, die gar nicht so positiv war im weiteren Leben?

Vorlesen: »Die drei Wünsche« Hekaya

Gespräch weiterführen

Musik: »Wenn ein Stern vom Himmel fällt« Udo Jürgens und Kinderchor oder »Wenn ein Stern in finsterer Nacht« aus dem »Pinocchio«-Soundtrack

- Eine Kollage miteinander gestalten
- Vielleicht zeigen sich ein besonderes Thema oder mehrere, die weiter gestaltet werden wollen in weiteren Stunden.

Verabschiedung

- Musik während der die Bewohner*innen wieder in ihre Wohngruppen/ Zimmer gebracht werden.

Vorbereitungs-Checkliste

- Ätherisches Öl, Duftlampe, Duftbrunnen
- Musik: zur Entspannung, als Musik zum Thema: »Wenn ein Stern vom Himmel fällt« (Udo Jürgens und Kinderchor), »Wenn ein Stern in finsterer Nacht« aus »Pinocchio« Soundtrack
- Kleber, Scheren, Papier, Zeitschriften
- Getränke zwischendurch, Gläser
- Sitzordnung überlegen (wer passt zu wem, bzw. wer passt gar nicht?)

* Marburger Medien https://shop.marburger-medien.de/medien-fuer-jede-gelegenheit/unterwegs/wunsch-zettel-zum-abreissen-kp312.html?cache=1662199099

Gespräche über den Tod führen

Abschiede im Leben

In der Gruppe und/oder in der Einzelbetreuung kann es angebracht sein, Sterben und Tod zu thematisieren. Jahreszeitlich könnte der November mit seinen Gedenktagen »Allerheiligen«, »Allerseelen«, »Toten- oder Ewigkeitssonntag« ein Aufhänger sein. Natürlich auch der Tod einer Mitbewohnerin oder eines Gastes der Tagespflege.

Zielsetzung

Die Zielsetzung ist es, die Chance zu geben, sich mit dem Thema zu befassen, Gedanken, die aufkommen, einen Raum zu geben und Wünsche zu äußern.

Methoden

- Gespräche
  - Gegenstände zum Thema sammeln, zur Gesprächseröffnung: z. B. Todesanzeigen, Fotos von Friedhof und Trauerfeier, evtl. auch Fotos von einem Waldbestattung, religiöse Symbole: Kreuz, Engel, Regenbogenbild; Schlüssel (aus der Symbolsprache Sterbender), Koffer (Symbol für die letzte Reise), ein Vorsorge-Ordner
- Kreative Zugänge:
  - Vorlesen: Märchen, Geschichten, Texte (z. B. »Gevatter Tod«, Gebrüder Grimm; Totentanz zu Basel als Bild betrachten)
  - Gegenstände/Symbole zum Thema mitbringen
  - Musik: Lieder zwischendurch singen lockert auf; vielleicht auch ein, zwei Sitztänze einflechten (Musik und Bewegung ist wunderbar gegen Trauer)
- Atmosphärische Unterstützung im Raum ist sehr wichtig bei diesem Thema:
  - Raumbeduftung mit ätherischen Ölen zur Stimmungsaufhellung (Sandelholz richtet auf und mildert Ängste; Zitrusfrüchte wirken stimmungsaufhellend)
  - Entspannungsmusik (evtl. von Dr. Arnd Stein)
  - Anwesenheit eines Tieres, ein ruhiger Hund z. B. oder eine Katze, die sich unterm Tisch einrollt.

Beispiel Aktivierungsstunde zu »Wenn ich einmal soll scheiden«

Raum vorbereiten

- Materialien, Musik und Texte zurechtlegen/mitgebrachte Gegenstände zum Thema »Sterben und Tod« auf den Tisch legen und abdecken
- Tische und Stühle stellen
- Duftbrunnen mit ätherischem Öl (Sandelholz) anstellen
- Entspannungsmusik
- Bewohner*innen holen

Ablauf der Aktivierung

Begrüßung und Einleitung ins Thema: »Wenn ich einmal soll scheiden«
Musik dazu hören: aus der Matthäuspassion bzw. O Haupt voll Blut und Wunden

Wenn ich einmal soll scheiden
so scheide nicht von mir
wenn ich den Tod soll leiden
so tritt du dann herfür
wenn mir am allerbängsten
wird um das Herze sein
so reiß mich aus den Ängsten
kraft deiner Angst und Pein

Erscheine mir zum Schilde
zum Trost in meinem Tod
und lass mich sehn dein Bilde
in deiner Kreuzesnot
Da will ich nach dir blicken
da will ich glaubensvoll
dich fest an mein Herz drücken
Wer so stirbt, der stirbt wohl

Text: Paul Gerhardt (1656)

Gegenstände auf dem Tisch aufdecken

Die Senior*innen dürfen sich einen Gegenstand aussuchen, der sie am meisten anspricht zu dem Thema. (Wenn das nicht möglich ist, die Gegenstände zeigen und ins Gespräch kommen, was das mit dem Thema zu tun hat. Manche sind klar, evtl. andere weniger)

Sitztanz 1 zur Auflockerung*
Lesung: »Gevatter Tod« Gebrüder Grimm oder Bildbetrachtung
Gespräch weiterführen
Evtl. Fragen einbringen

- Was erwarten Sie für sich nach dem Tod?
- Haben Sie schon jemanden beim Sterben begleitet?
- Was haben Sie für Wünsche am Lebensende? (unaufgeregtes Mitschreiben wäre sinnvoll, damit die benannten Wünsche auch in die Doku aufgenommen werden können)

Sitztanz 2 zur Auflockerung
Verabschiedung mit einem mutmachenden Text: evtl. *»Von guten Mächten wunderbar geborgen, erwarten wir getrost, was kommen mag. Gott ist bei uns am Abend und am Morgen. und ganz gewiss an jedem neuen Tag.«*
(Dietrich Bonhoeffer, 1906–1945)

Oder: »Spuren im Sand«, Margaret Fishback Powers

Musik, während die Bewohner*innen wieder in ihre Wohngruppen/Zimmer gebracht werden.

Vorbereitungs-Checkliste

- Ätherisches Öl, Duftlampe, Duftbrunnen
- Musik: zur Entspannung Musik bzw. Lieder für Sitztänze/ausgewählte Musik
- Märchen: Gevatter Tod; Bild: Totentanz zu Basel; Texte: Von guten Mächten/Fußspuren im Sand
- Getränke zwischendurch/Gläser
- Sitzordnung überlegen (wer passt zu wem, bzw. wer passt gar nicht)

* Ich habe die Erfahrung gemacht, dass Sitztänze durch ihre Kombination von Musik und Bewegung guttun und die Lebensfreude fördern, gerade wenn die Themen schwer sind. Es gibt sehr ruhige und meditative Sitztänze, aber auch fröhliche und lustige. Die Auswahl ist groß! Es kann auch guttun, der Gruppe bekannte und besonders geliebte Tänze einzufügen, die die Atmosphäre wieder leichter werden lassen.

Dieses Thema kann auch in der Einzelbetreuung passend sein, z. B. bei persönlicher Trauer, weil es einen Todesfall in der Familie gab, im Freundeskreis oder den Klassenkameraden. Nehmen Sie dann ein paar Gegenstände in einem Chiffonsäckchen mit und kommen Sie anhand der Gegenstände ins Gespräch.

Neben dem Erzählen, was auf dem Herzen liegt, kann es hilfreich sein, das Gespräch auf Hoffnung für den Verstorbenen zu legen, wenn die Bewohner*innen an ein Weiterleben nach dem Tod glauben, in welcher Form auch immer. Einen besonderen Tipp möchte ich Ihnen hier noch geben, wenn Sie etwa eine reine Männergruppe zum Thema »Sterben und Tod« gestalten wollen. Das kann eine ziemliche Herausforderung sein. Es ist ratsam, einen sehr niederschwelligen Zugang zu nehmen, mit etwas anzufangen, was auf der Hand liegt und mit Geselligkeit es zu verbinden. Der folgende Tipp verbindet beides. Ein »Schlüssel« ist ein gebräuchlicher Gegenstand und ein wichtiges Symbol dazu, zumal er Türen öffnet und damit in neue Räume führt.

Tipp

Wie könnten Sie Männer dazu bringen, über den Tod nachzudenken? Wie wäre es mit einem Männerstammtisch:

- Unterschiedliche Schlüssel liegen in der Tischmitte: Das Thema: »Schlüssel (und Türen) in meinem Leben.«
- Wie ist es mit dem Schlüssel zur vermeintlich letzten Tür? Wo führt sie hin? Welche sind das für Sie?
- Gemeinsames Essen
- Information über »Gesundheitliche Vorausplanung am Lebensende« und eine Einladung, sich individuell beraten zu lassen, könnte folgen. Flyer dazu werden ausgeteilt.

4.2.2 Texte und Rituale für Trauer-Situationen

Rituale

- Aussegnungsfeier mit der Verstorbenen
- Kleine Gedenkfeier in der Einrichtung (selten können Bewohner*innen die Trauerfeier besuchen)
- Evtl. Besuch der Trauerfeier
- Erinnerungsbuch anlegen
- Ort des Gedenkens einrichten: Tisch, elektrische Kerze, Bild der Verstorbenen, Gedenkbuch, eine Karte, ein Bild als Aufsteller (z. B. von »Guten Mächten wunderbar geborgen« oder neutral gehalten ein Baum des Lebens-Bild)
- Gruppengespräch/Einzelgespräch bei Bedarf
- Jahres-Gedenkfeier aller Verstorbenen

Aussegnungsfeiern

Gestalten Sie den Raum mit Kerzen, Blumen, einem besonderen Gegenstand, der zum Verstorbenen passt. Als Musik eignen sich z. B. ein Pachelbel-Kanon, der Song »River flows in you« oder Lieder aus Taizé.

Der Segnende kann sagen:
»Im Namen des Vaters und des Sohnes und des Heiligen Geistes. AMEN.«

Im Vertrauen auf die Worte aus Psalm 91, »Denn er hat seinen Engeln befohlen, dass sie dich behüten auf allen deinen Wegen, dass sie dich auf den Händen tragen und du deinen Fuß nicht an einen Stein stoßest« nehmen wir Abschied von:

Wir werden seine/ihre

____

vermissen. (Anwesende können etwas hinzufügen)

Wir wünschen

____

Gottes Segen für diese Reise, die er/sie nun vor sich hat.

(Hand über den Kopf halten und sprechen)

Gott sei vor dir, um dir Mut zu machen.
Gott sei neben dir, um dich zu schützen
Gott sei hinter dir, um deine stärkende Nachhut zu bilden.
Gott sei unter dir, um deinen Weg zu ebnen
Gott sei in dir, um dich zu stärken
Gott sei um dich herum, wie ein wärmender Mantel.
Gott sei über dir, um dich zu bewahren, was auch immer Du jetzt erleben magst.
So segne dich der gütige und barmherzige Gott, der Vater, der Sohn
und der Heilige Geist.

(alle Anwesenden können auch die Hände segnend
über den Verstorbenen halten)

Gemeinsames Gebet:
Vater unser im Himmel
Geheiligt werde dein Name.
Dein Reich komme.
Dein Wille geschehe,
wie im Himmel, so auf Erden.
Unser tägliches Brot gib uns heute.
Und vergib uns unsere Schuld,
wie auch wir vergeben unsern Schuldigern.
Und führe uns nicht in Versuchung,
sondern erlöse uns von dem Bösen.
Denn dein ist das Reich
und die Kraft und die Herrlichkeit
in Ewigkeit.
Amen.

Lesung, z. B. Henry Scott Holland »Ich bin nur in das Zimmer nebenan gegangen«.

Musik: z. B. Andrea Berg »Sternenträumer« oder Helene Fischer »Adieu« oder Karat »Über sieben Brücken« oder Trude Herr »Niemals geht man so ganz« oder Frank Sinatra »My way«.

Gedenken zum Tod einer Mitbewohnerin in der Wohngruppe/ eines Gastes der Tagespflege

Elemente bei einer Gedenkfeier geben

- Der Platz, an dem das Gedenken stattfindet, wird schön hergerichtet (elektrische Kerze, Bild der Verstorbenen, ein typischer Gegenstand, der sie charakterisiert)
- Musik, die ihr gefallen hat
- Texte und Zitate heraussuchen (▶ S. 120/144)
- Persönliche Worte aller Teilnehmenden können reihum gesprochen werden. Was hat man als besonders erlebt, was wird in Erinnerung bleiben?
- Gebet/Wünsche
  - Wünsche könnten auf Zettel geschrieben und in einer schönen Schale verbrannt werden, die Asche in ein fließendes Gewässer gegeben werden.
  - Die Gruppe könnte einen Luftballon steigen lassen zum Zeichen der Verbindung: gute Wünsche könnten im Herzen mitgegeben werden
  - Henry Scott Holland: »Ich bin nur in das Zimmer nebenan gegangen« zum Abschluss lesen

Tipp

Entwickeln Sie gemeinsam ein Gedenkritual, das zu Ihnen als Team und Einrichtung, auch als Tagespflege, passt. Es lohnt sich, hier Zeit zu investieren, weil es Sie als Team stärken kann und weil es gut bei den Senior*innen ankommt.

Ich habe von Mitarbeiter*innen der Tagespflege gehört, dass Tagesgäste erzählt hätten, dass ihnen das Ritual sehr gefallen würde und dass es für sie persönlich ein beruhigender Gedanke sei, dass auch für sie einmal dieses Gedenken gemacht wird. Ihr Name würde genannt werden, Menschen dieser Gruppe versammeln sich, um sich zu erinnern. Man wird nicht einfach vergessen und verloren gehen. Ich finde das eine großartige Rückmeldung! Sie sehen daran, wie wichtig diese Arbeit letztlich ist, wie viel sie mit Würde und würdevollem Umgang miteinander zu tun hat.

Jahres-Gedenkfeier

Elemente einer Gedenkfeier aller Verstorbenen

- Den Raum zum Gedenken herrichten (elektrische Kerze, Blumen, Teelichter in Schutzbechern/Gläsern[42] in der Anzahl der Verstorbenen)
- Musikauswahl, evtl. Lieder zum gemeinsamen Singen
- Ansprechende Texte (S. 120/144)
- Gebete/Wünsche für die Verstorbenen
- Zentral ist die Namensnennung aller Verstorbenen mit Entzündung der Kerzen, dazwischen könnte immer ein Vers gesungen oder eine Melodie gespielt werden.
- Angehörige werden eingeladen und können die Kerzen im Anschluss mitnehmen
- Oft sind auch die Kirchengemeinden dabei beteiligt. Ist das nicht der Fall, kann das Gedenken auch selbst gestaltet und evtl. spirituell offen gehalten werden
- Planen Sie Zeit ein im Anschluss, wenn Angehörige noch sprechen möchten oder auch Mitbewohner*innen Redebedarf haben.

Tipp

Bieten Sie ein Kaffeetrinken im Anschluss an, bei dem Angehörige und Bewohner*innen und auch Mitarbeiter*innen die Möglichkeit zum Austausch miteinander haben.

Textvorschläge

Aus der Literatur:

- Hermann Hesse: »Stufen«
- Theodor Fontane: »Trost«
- Rainer Maria Rilke: »Herbst«
- Eduard Mörike: »Zum neuen Jahr« ab »in ihm sei's begonnen.«

[42] In Kerzenshops erhältlich

- Henry Nouwen: »Die Zwillinge im Mutterleib« (eine wunderbare Geschichte)
- Henry Scott Holland: »Ich bin nur in das Zimmer nebenan gegangen«

Aus der Bibel:
https://www.bibleserver.com (Hier findet man alle Bibelstellen und auch in verschiedenen Übersetzungen)

Römer 8,38+39: Lut2017: »Denn ich bin gewiss, dass weder Tod noch Leben, weder Engel noch Mächte noch Gewalten, weder Gegenwärtiges noch Zukünftiges, 39 weder Hohes noch Tiefes noch irgendeine andere Kreatur uns scheiden kann von der Liebe Gottes, die in Christus Jesus ist, unserm Herrn.«

Johannes 10:28–30: »Und ich gebe ihnen das ewige Leben. Sie werden niemals verlorengehen. Niemand wird sie mir aus den Händen reißen. Denn mein Vater, der sie mir gegeben hat, ist größer als alles, was es gibt. Niemand ist in der Lage sie ihm zu entreißen. Ich und der Vater sind untrennbar eins.«

Johannes 16,33: »Christus spricht: »In der Welt habt Ihr Angst; aber seid getrost, ich habe die Welt überwunden.«

Psalm 139: (5) »Von allen Seiten umgibst du mich und hältst deine Hände über mir«

4.3 Trauerarbeit mit Angehörigen

4.3.1 Wenn Angehörige mit der Pflegeeinrichtung vertraut gemacht werden müssen

Gute Impulse gibt Ihnen das Aufgaben-Modell von William Worden (▶ S. 15), wenn es um den Bereich von Angehörigen-Trauer-Arbeit geht: Sie schildern die Aufgaben, die Angehörige in ihrer Trauer haben und welche Gedanken ihnen dabei kommen. Sie erfahren auch, wie Sie als Mitarbeiter*innen den Angehörigen hilfreich begegnen können.

Tab. 9: Trauerarbeit mit Angehörigen

Aufgaben Trauernder	Typische Gedanken, (in Bezug auf ein Neuankommen im Heim)	Reaktion Begleitender
Den Schock verarbeiten	»Ich habe Mutter versprochen, sie zu pflegen!« »Ich kann nicht mehr!« »Es geht nicht mehr« »Sie muss doch ins Heim!«	In dieser Phase gibt es meist noch keinen Kontakt zur Einrichtung, es sei denn vorausschauend auf der Warteliste.
Aufbrechende Emotionen aushalten und zulassen (Schuldzuweisungen, Aggressionen etc.)	»Ich verrate meine Mutter!« »Ich werde mir das nie verzeihen!« »Was bin ich nur für eine Rabentochter!« Tränen fließen: »Aber es muss sein! Die Familie leidet schon sehr, es geht so nicht mehr weiter!«	Emotionen zulassen, empathisch zur Seite stehen, Spiegel-Technik anwenden (»habe ich richtig verstanden ...«). Hier ist noch viel Unsicherheit, Neues kann nicht unbedingt gleich aufgenommen werden.
Realität schrittweise anerkennen	»Wir haben ein Heim gefunden, das einen guten Ruf hat.« »Es scheint ganz gut dort zu sein.« »Hoffentlich nimmt Mutter das an.« »Ich muss mich erst an alles gewöhnen.« »Besuch sein bei der eigenen Mutter.« »Manches verstehe ich nicht im Ablauf hier.«	Angehörige als Patienten zweiter Ordnung sehen wiederholt informieren Geduld haben Auf Augenhöhe kommunizieren und die Angehörigen als »Fachkraft« der Eltern sehen, ins Boot holen bei biografischen Dingen. Einladen zu Angehörigen-Abenden etc.
Neuorientierung und Einleben in der neuen Realität	»Die Pflegekräfte sind sehr nett, sagt Mutter auch.« »Ein schönes Betreuungsangebot Mutter ist gerne dabei!« »Ich bekomme wieder Kraft.« »Es geht mir viel besser jetzt!«	Die Angehörigen immer besser kennenlernen und wissen, was sie beschäftigt.

Durch die Corona-Maßnahmen in Pflegeeinrichtungen liegt aktuell immer noch manche Arbeit brach, so auch Info-Abende für Angehörige. Vielleicht können neue digitale Angebote, die inzwischen eingeführt wurden, erhalten bleiben, zusätzlich zu den wichtigen Treffen vor Ort. Ich bin eine große Verfechterin von Angehörigen-Abenden, die ich als Mitarbeiterin auf einem beschützten Bereich als sehr fruchtbar für das Miteinander erlebt habe.

Bedingungen für einen erfolgreichen Angehörigen-Abend:

- eine gute und sichere Moderator*in (ist von Vorteil!),
- ein Thema, das die Teilnehmenden voranbringt,
- eine Zeitspanne zum Befindlichkeits-Austausch und für Fragen (Achten Sie darauf, dass dieser Teil nicht ausartet, wenn es zu viel angestaute Wut gibt; hier muss sehr gut und sicher moderiert werden!),
- ein guter Abschluss (vielleicht mit schönen Gedanken für den Weg nach Hause etc.; es soll kein schlechtes Gefühl zurückbleiben).

Solche Abende können sehr zum Zusammenwachsen beitragen und den Pflege-Alltag erleichtern. Es entsteht Nähe und Vertrauen. Das wird vieles verändern. So habe ich es zumindest erlebt! Natürlich ist es (zuerst einmal) zusätzliche Arbeit, die sich aber schnell bezahlt machen dürfte. Wenn sich Menschen kennen lernen und wenn Vertrauen wächst, darf es auch eher Fehler geben, die gut miteinander besprochen werden können.

Tipp

Aus diesen Abenden erfahren Sie sehr viel über die inneren Befindlichkeiten der Angehörigen und Kommunikationsschwachstellen in der Einrichtung. Hören Sie aufmerksam zu und sammeln Sie Punkte und Themen des Anstoßes und Unverständnisses.
Hier wäre die Schnittstelle zum Beschwerdemanagement und Qualitätsmanagement: Wir wollen doch alle wachsen und für unsere uns anbefohlenen Senior*innen besser werden. Vielleicht können Sie durch Informationsschreiben o. ä. solche Themen proaktiv aufgreifen und für weitere Angehörige schon Info-Blätter erarbeitet haben oder einiges verändern, damit das Hineinkommen von Angehörigen in das System Pflegeeinrichtung erleichtert wird.

Es sind zwei Welten, die aufeinanderprallen: die Welt der Angehörigen mit ihrer Befindlichkeit und ihrem Erfahrungshorizont (und dazu gehört Pflege im seltensten Fall) und die Welt unserer Pflegeeinrichtungen. Dass das gut zusammenwächst, ist eine Herausforderung!

Regelmäßige Austausch-, Informations- und Kommunikationswege mit Angehörigen:

Digital:
- Rundmail/Newsletter mit Fotos vom Alltag und Veranstaltungen (Achtung: Datenschutz beachten!)
- Digitale Sprechstunde
- Angehörigen-Schulungen zur Wissensvermittlung (Fachkompetenz von außen dazu holen)

In Präsenz:
- Sprechstunden
- ein Kontaktmitarbeiter als Bezugsperson oder Angehörigenbeauftragte/r
- Themenabende (auch »Trauer« kann ein Thema sein; und Palliativpflege, Infos über den Sterbeprozess; Umgang mit dementen Eltern ...) Hierzu können auch Kooperationspartner von außen eingeladen werden und den Abend gestalten.
- Gespräche in Ausnahmesituationen

4.3.2 Wenn die Eltern gestorben sind

Wenn man als Erwachsener das Sterben der Eltern erlebt, ist nicht nur der Tod eines geliebten Menschen zu beklagen, es hängt viel mehr daran: Die Kindheit hört nun endgültig auf, und damit kommt unwillkürlich eine Auseinandersetzung mit der Vergangenheit in Gang. Es kommt evtl. zu schmerzlichen Überlagerungen: Schönes, Unbeschwertes aus Kindertagen kommt genauso hoch, wie das, woran man evtl. bis zum Tod »knabbert«. Schmerzliches, was vermisst wurde und was auch in den Tagen möglicher

Pflege- und Sterbebegleitung nicht wettgemacht werden konnte, obwohl die Eltern da anders erfahren wurden.

Ich habe bei Beerdigungsgesprächen oft gehört, dass sich Eltern mit Demenz in ihrem Wesen verändert haben, dass sie offener und sanfter wurden und auch dankbarer. Viele Trauernde erzählten mir von alten Wunden, die immer noch da waren, auch wenn die Zeit der Pflege etwas Heilung brachte. Ich habe in Trauerfeiern, die ich geleitet habe, Trauernde Reden an ihren verstorbenen Vater halten hören, bei denen auch für die schwierige Kindheit gedankt wurde, weil er (der Sohn) dadurch zu dem Menschen wurde, der er jetzt ist. Das ist eine sehr reflektierte Ansicht! Es kommt auch vor, dass dem Vater am Sterbebett versprochen wird, die Firma in seinem Sinne weiterzuführen … ein Versprechen, das in manchen Fällen eher schwer auf den Hinterbliebenen lastet, als dass es Kraft gibt. Professionelle Trauerarbeit wird dafür Lösungen finden (müssen) und eine Antwort auf die Frage: Was ist meine Aufgabe hier auf Erden und was ist meine Position im Familiensystem?

Wenn die Eltern gestorben sind, kommt außerdem eine weitere Erfahrung hinzu: Es ist vielleicht ein eigenartiges Gefühl, nun die nächste Generation zu sein, nachzurücken, neue Verantwortung im System Familie zu bekommen und selbst die älteste Generation zu sein, die – wenn alles normal läuft – als nächstes betrauert wird. Erschreckt das? Kann es nüchtern betrachtet werden: »So ist der Lauf der Welt!«?
Ich selbst habe bemerkt, dass mit dem Tod der Eltern Familien-Anekdoten nicht mehr weiter vertieft oder aufgefrischt werden können. Vor allem, wenn keine weiteren Geschwister zum Austausch von Erlebnissen der Kindheit mehr da sind. Alles, was bis zum Tod nicht besprochen oder im Bewusstsein war, ist nun verloren.

Schließlich müssen sich Menschen, die um ihre alten Eltern trauern, auch noch verteidigen in ihrem Schmerz: Wir sprechen von »aberkannter Trauer«, weil die Gesellschaft diese Trauerfälle als nicht so gravierend betrachtet. Da kann man dann Sätze hören wie: »Deine Mutter hatte doch ein schönes Alter!« oder »Sei froh, dass sie es geschafft hat! Jetzt hast du wieder mehr Zeit für dich!« oder: »Wie alt ist er denn geworden? 85? Na, das ist doch ein schönes Alter! Sei dankbar, dass er gehen durfte!« Diese erste Frage nach dem Alter, warum wird sie gestellt? Macht das den Schmerz weniger groß? Nutzen Sie hier alternative Gesprächsangebote.

In meine Praxis kam eines Tages eine Frau, die nach dem Tod ihrer Mutter um Trauerbegleitung bat. Am meisten machte ihr das Umfeld in dem Moment (der Tod lag sechs Monate zurück) zu schaffen. Ihre Freundinnen erwarteten, dass sie wieder der »alte« Mensch sein solle, wie vor dem Tod der Mutter: fröhlich und gesellig. Ihr war nach allem möglichen zumute, aber nicht nach Party.

Trauerbegleitung ist oft eine Arbeit an der Persönlichkeit des Trauernden. Wie kann ich mich abgrenzen und lernen, auf mich und meine Bedürfnisse zu achten? Es geht um den Umgang mit den eigenen Kräften und darum, so zu leben, wie man es gerade schafft. Auch wenn man Familientraditionen dabei verändert. Das ist in diesem Moment eine echte Herausforderung! Die Arbeit am eigenen Selbst schafft einen neuen inneren Spielraum. Ich selbst machte die Erfahrung, dass ich heute manches einfach anders mache, weil es so zu mir passt. Ich muss nicht auf den Mainstream schauen. Das ist eine sehr stärkende Erfahrung aus der Trauerarbeit!

Versöhnungsarbeit mit dem Elternhaus ist aus meiner Sicht notwendig, wenn man das eigene Leben gestalten und frei werden möchte von Abhängigkeiten und alten Glaubenssätzen. Wir alle tragen viel in uns und mit uns herum aus Kindertagen, egal was wir bisher geleistet haben, es hat uns geprägt und wirkt nach, bis wir es anschauen und auflösen.

»Versöhnen« bedeutet nicht, dass wir alles unkritisch als gut betrachten, nach dem Motto: »Vergeben und vergessen«. »Versöhnt« bin ich mit etwas, das ab sofort keine Macht mehr über mich, meine Gedanken und mein Handeln hat. »Versöhnt« bin ich, wenn ich frei davon werde, eigene Schritte und Wege gehen kann und mein eigenes Leben lebe. Das macht mich wirklich erwachsen und frei.[43]

---

[43] In meiner Praxis-Arbeit begleite ich Menschen, die die Biografie mit den Eltern aufarbeiten wollen, um dann zu schauen, wo sie unbewusst Träume der Eltern übernommen haben und leben und wo ihre eigene Aufgabe hier auf Erden ist.

Übung

Praktische Trauerunterstützung

Haben Sie schon um einen lieben Menschen getrauert?
Was hat Ihnen im ersten Monat gutgetan? Erinnern Sie sich noch?

Erinnern wir uns noch einmal an die innere Verfasstheit von Menschen, die vom Tod der Mutter, des Vaters hören:

Aufgabe 1: *»Den Verlust als Realität akzeptieren«*. Dies dauert von wenigen Stunden bis zu mehreren Tagen (im Fall von Angehörigen-Trauer im Pflegeheim womöglich kürzer, wenn es sich angekündigt hat)

Aufgabe 2: *»Die aufbrechenden Emotionen aushalten und zulassen«*. Dies dauert grob beschrieben bis zum Abschluss der Beerdigung. Es gehört zur Aufgabe, die Trauerfeier zu organisieren und durchzustehen, wie »es sich ziemt« und zum Verstorbenen passt. Trauernde fühlen sich oft wie in einem Film, fremdgesteuert und abschnitten von Rest der Gesellschaft.

In dieser inneren Zerstrittenheit erleben wir Angehörige kurz nach dem Tod der Eltern. Neben aufmerksamem Zuhören können wir **die Trauer durch praktische Einbindung der Angehörigen unterstützen:**

- Angehörigen anbieten, beim Einkleiden des Verstorbenen zu helfen,
- Angehörigen von den letzten Stunden erzählen, wenn sie nicht dabei waren und es hören möchten,
- eine Aussegnungsfeier organisieren (▶ S. 98),
- Angehörigen Unterstützung anbieten beim Ausräumen des Zimmers,
- Teilnahme an der Trauerfeier,
- Ein Blumen-Gedenk-Gruß von der Pflegeeinrichtung zur Trauerfeier (drückt Anteilnahme und Wertschätzung aus),
- Angehörige das Trauerbuch zum Abschiednehmen anschauen lassen,
- Angehörige zum Jahresgedenken aller Verstorbenen in der Pflegeeinrichtung einladen. Vielleicht kann eine Kerze mit nach Hause gegeben werden.

Nachdenkliches

Pflegekräfte erzählen mir zuweilen, dass die Angehörigen oft kein Interesse mehr haben nach dem Tod der Mutter, des Vaters ins Pflegeheim zu kommen und sich um das Hab und Gut zu kümmern. Sie wollen das Zimmer nicht ausräumen, sondern sagen: »Entsorgen Sie das ruhig und behalten Sie, was Sie brauchen können.« Was ist da los? Zu viel Stress? Zu viel Pflegeheim erlebt? Zu viel Besitz? Zu wenig Platz? Kein Interesse an Andenken? Gedankenlosigkeit?

Vielleicht könnten Sie auf solch einen Satz sagen: »Möchten Sie nicht noch etwas Persönliches von Ihrer Mutter mitnehmen? Es wäre doch schade, wenn Sie es später einmal gern anschauen würden und es nicht mehr können, weil Sie es weggegeben haben ...« Das gibt den Angehörigen wenigstens die Möglichkeit, innezuhalten und sich anders zu entscheiden oder es bleibt dabei. Sie haben es aber wenigstens angeboten.

4.3.3 Trauercafé für Angehörige – eingebunden in Quartiersarbeit

Trauercafés werden aktuell an vielen Orten neu gegründet, von professioneller Trauerbegleitung ausgehend, von Hospizvereinen und Kirchengemeinden mit geschulten Ehrenamtlichen. Es ist auch möglich, dass Pflegeeinrichtungen ein solches Trauercafé aufbauen.

Ziele eines Trauercafés für Angehörige von Pflegeeinrichtungen:

- Raum für die Trauer zu bieten,
- Raum zum Austausch mit anderen trauernden Angehörigen,
- Möglichkeit, Mitarbeitende noch einmal zu treffen,
- Möglichkeit, sich vom Ort »Pflegeheim« zu verabschieden, der vielleicht über Jahre zum Alltag gehörte.

Es kann normalerweise keine professionelle Trauerbegleitung von Seiten der Einrichtung geleistet werden, aber im Sinne der Quartiers-Zusammenarbeit könnte eine professionelle Trauerbegleiter*in hinzugezogen werden. Viele Hospizgruppen bauen aktuell auch ihre Trauerbegleitungskompetenzen aus und könnten evtl. auch mit ins Boot geholt werden, zumal wenn es sowieso einen Kooperationsvertrag zwischen Pflegeheim und der Hospizgruppe gibt.

Wenn das Trauercafé gut läuft und die Angehörigen spüren, dass sie nicht nur zum Zahlen da waren, sondern die Pflegeeinrichtung für sie noch einen Ort der Trauer bereitstellt, könnte es sogar sein, dass sie nach einiger Zeit fragen, ob sie sich ehrenamtlich betätigen könnten. Das sollte nicht das Ziel des Trauercafés sein, aber es wäre eine mögliche Folge, die ich schon einige Male erlebt habe, wenn Trauer einen Ort in der Pflegeeinrichtung haben konnte.

4.4 Trauerarbeit bei Mitarbeiter*innen

4.4.1 Persönliche Trauer im Arbeitsalltag

Das Gefühl von Trauer lässt sich nicht abschalten, wenn wir arbeiten. Wir nehmen die Trauer mit, wohin wir auch gehen. Es kann vorkommen, dass es guttut, zur Arbeit zu gehen, weil es ablenkt und weil wir auch mal eine Auszeit von unserem Gedankenkarussell brauchen. Das Gefühlschaos tragen wir aber mit im Gepäck. Wie schon erwähnt: Trauern ist anstrengend! Vielleicht haben Sie sich schon manches Mal gefragt: »Was soll ich denn jetzt sagen? Wie soll ich reagieren?« Das ist das größte Problem für viele Menschen, wenn sie Trauernden begegnen: »Wie soll ich mit der trauernden Person umgehen?« Und es ist für Trauernde oftmals eine ernüchternde Erfahrung, zu erleben, dass die Menschen, mit denen man sonst lachen und sich austauschen konnte, sich innerlich zurückziehen, wegschauen oder die Straßenseite wechseln. Die einen sind einfach ratlos und die Trauernden fühlen sich allein gelassen. Da wir unterschiedliche Menschen sind und es oft auch auf die Situation der Begegnung ankommt, ist es natürlich schwierig, *die* Lösung zu präsentieren! Ich möchte das auch ausdrücklich nicht tun! Was ich aber möchte, ist Ihnen Mut zu machen, in Kontakt zu gehen, auch wenn Sie evtl. gerne wegschauen würden und sich unwohl fühlen. Ich persönlich finde es besser, dieses Unwohlsein zu kommunizieren, als gar nichts zu sagen und das Schicksal zu ignorieren.

Beispiel **Adäquate Reaktionen**

»Ich habe gehört, was passiert ist. Mein herzliches Mitgefühl*!«

»Ich weiß gar nicht, was ich sagen soll, ehrlich gesagt ...« PAUSE (wichtig, um die Reaktion abzuwarten)

»Wenn du jemanden zum Reden oder auch zum Schweigen brauchst, dann bin ich für dich da.«

»Du kannst dich gerne bei mir melden. Und ich frage auch immer mal nach, wenn ich darf. Sag dann einfach ehrlich, was für dich gerade stimmt.«

* Bitte »Mitgefühl« und nicht »Beileid« sagen. Wir leiden nicht mit dem anderen mit und müssen am Ende von ihm noch getröstet werden, sondern wir fühlen mit, so gut es eben geht und sind so mit dem Herzen bei dem anderen Menschen, wohl wissend, dass unser Leben anders ist und wir evtl. gerade vor lauter Lebensfreude jauchzen könnten. Das ist ein großer Unterschied.

Wenn eine Kollegin trauert, haben Sie zumeist den Vorteil, sie besser einschätzen zu können. Ist sie sonst eher ein redseliger Mensch oder eher jemand, der gern allein ist? Hat sie einen offenen Charakter oder ist sie eher zurückgezogen? Mag sie Berührung, in den Arm genommen werden oder geht das für sie gar nicht? Eine mögliche Reaktion: »Möchtest du darüber reden, was gerade in dir vorgeht?« oder »Möchtest du darüber reden, wie du dich gerade fühlst?« So bleiben Sie ganz bei der Trauernden. Sie stülpen nichts über und erwarten nichts. Sie bieten einfach eine verbale Schulter zum Anlehnen an, die abgelehnt werden darf. Wichtig ist dabei, dass Ihre Kollegin auch wirklich die Ruhe hat, auf die Antwort einzugehen, wenn sie sich austauschen möchte. In solchen Fällen ist es gut, wenn Sie eine Zeit zum Reden vereinbaren, bevor Sie innerlich unruhig werden und nicht wirklich zuhören können.

Authentizität ist hier das A & O, sonst werden Sie nie wieder gefragt und das Vertrauen zwischen Ihnen zerbricht oder entsteht erst gar nicht. Wer trauert, entwickelt ein sehr gutes Gespür dafür, ob sich das Gegenüber mit einer Floskel ein gutes Gewissen machen, heftige Traueremotionen aber gar nicht aushalten möchte, oder ob das Angebot mit allen Konsequenzen ernst gemeint ist.

Eine dieser Konsequenzen am Arbeitsplatz ist die wohlwollende Fehlerbegleitung. Jemand, der heftig trauert, und manchmal innerlich nicht da ist, sollte nicht unbedingt die Tablettenzuteilung übernehmen. Ein gutes Miteinander im Team heißt, dass dann solche Arbeiten anders verteilt werden oder jemand (in vorheriger Absprache) noch mit draufschaut.

Auch sonst können sich bei der Pflege Fehler einschleichen. Seien Sie verständnisvoll und helfen Sie auch im Stillen mit aus. Es geht einfach darum, dass für die Bewohner*innen alles wunderbar läuft und die Kollegin sich aufgehoben weiß, ohne großes Aufsehen um die Fehlerbehebung zu machen. Es sollte nicht sein, dass sich eine trauernde Kollegin auch noch dauernd für ihre innere Zerrissenheit entschuldigen muss, sondern dass diese Zerrissenheit mitgetragen wird. Das ist gutes Miteinander im Team. Manchmal werden bei der trauernden Kollegin die Kräfte nicht reichen oder aus dem kleinen Hoch ein Tief entstehen. Sie kennen ja das duale Prozessmodell (▶ S. 18) inzwischen gut! Es ist völlig normal, dass das passiert und ein professionelles Team rechnet damit, dass der Trauernde, der gerade sogar mal gelächelt hat, plötzlich wieder versteinert, innerlich ganz weit weg und tränenüberströmt dasitzen kann. Gut, wenn man dann achtsame Kolleg*innen hat, die die Arbeit einfach still und unaufgeregt mit übernehmen und offen sind für Gespräche!

4.4.2 Wenn Kolleg*innen sterben

Wenn Kolleg*innen sterben, ist die Trauer im ganzen Team zu spüren und alle haben daran zu arbeiten. Selbst jemand, der neu im Team ist, wird an den eigenen Tod erinnert, der mitten im Leben zuschlagen kann. Das lässt niemanden kalt. Folgende Reaktionen können helfen:

- Ein Teamgespräch zur Erinnerung an die Verstorbene.
- Die Trauerfeier besuchen (soweit das geht).
- Ein Erinnerungsbuch auslegen, das nach und nach gestaltet werden kann, so wie das Team Zeit hat und Muße.
- Bei Bedarf auch eine Trauerbegleitung/Seelsorge von außen für Einzelgespräche hinzuziehen (zumindest die Möglichkeit anbieten).
- Ein Teamritual ausdenken: gemeinsam zum Friedhof gehen und am Grab einen Ballon mit Wünschen und Gebeten steigen lassen. Oder Wünsche für die Verstorbene auf Zettel schreiben, sie in einer Schale verbrennen und die Asche gemeinsam in einen Bach, Fluss, See streuen.
- Überlegen: »Was bewahren wir als Team von ihrer (der Verstorbenen) Art zu leben? Was ist uns wichtig geworden?«

Als Rednerin auf einer Trauerfeier sage ich oft: *»Das ist der letzte große Dienst unseres Verstorbenen an unserem Leben, dass ...« z. B. »... er nie aufgehört hat, für seine große Liebe zu kämpfen« – »... sie es besonders geliebt hat, anderen Menschen eine Freude zu machen« – »... er mutig seinen Weg ging, auch wenn ihn alle für verrückt erklärten. Sein Leben kann uns darin zum Vorbild werden.«* Das eine oder andere an unseren Mitmenschen überdauert auch den Tod, weil wir immer daran denken, wenn uns Begegnungen in den Sinn kommen.

4.4.3 Todesfälle auf Station

Zum Arbeitsalltag einer Pflege- und Betreuungskraft gehört der Abschied von Bewohner*innen, die sie evtl. über Jahre pflegt, betreut und dabei sehr liebgewonnen hat, trotz aller Professionalität. Ich denke, dass auch Sie die Beobachtung gemacht haben, dass zuweilen zwei Bewohner*innen sterben, was zu erwarten war, und sich dann ganz plötzlich noch eine dritte Seele entscheidet zu gehen. Durch meine Online-Fortbildungen erreiche ich Pflegekräfte in ganz Deutschland – dieses Phänomen wird mir aus allen Himmelsrichtungen berichtet. Es scheint bei unseren Bewohner*innen eine Verbindung zu geben, jenseits aller Körperlichkeit.

Es gehört zum Pflegealltag, für einen Menschen vollkommen da zu sein, ihn dann zu verabschieden und sich wieder auf den nächsten Bewohner einzustellen. Dieser braucht gerade zu Beginn besonders viel Zuwendung, wie wir wissen und das alles zusammen ist nicht ganz einfach. Sie werden Ihren Weg gefunden haben, wenn Sie schon länger im Dienst sind. Wenn Sie noch in den Anfängen stecken, sind hier neue Anregungen:

- Zum Abschiednehmen von einer Bewohnerin können Sie sich in das Zimmer setzen und in Gedanken kurz bei den Erzählungen und gemeinsamen Unternehmungen der letzten Jahre verweilen. Ich mache das oft und spreche ein Gebet für diesen Menschen und ein Vaterunser und verabschiede mich dann von ihm. Das mag ein Weg sein, wenn Sie sich davon angesprochen fühlen. Wandeln Sie es für sich ab oder überlegen Sie etwas ganz anderes. Für mich war und ist das eine sehr gute Art, mir klarzumachen, dass ein Leben zu Ende ist und ich mich dem nächsten Menschen vollkommen zuwende.
- Der nächste Bewohner des Zimmers bringt sicher wieder viel persönliches seelisches Gepäck mit (▶ Kap. 4.1.2). Das gilt es nun wieder aufzufangen und da zu sein für diesen Menschen mit all seiner Art und seinen Ansichten, die vielleicht so anders sind, wie bei dem Menschen, der vorher hier gewohnt hat.
- Vielen Menschen helfen Rituale. Sie versinnbildlichen etwas, was der Verstand vielleicht noch in den Griff bekommt, das Herz aber nicht unbedingt.

Beispiel **Ein Ritual zum Gedenken**

Nehmen Sie ein Teelicht für die verstorbene Bewohnerin und pusten Sie es mit guten Wünschen und dankbaren Gedanken an sie aus.
Zünden Sie dann ein anderes Teelicht an für die neue Bewohnerin an – auch mit den besten Wünschen für ihr Leben in der Einrichtung und des neuen Lebensabschnittes.

4.4.4 Die Vorbereitung auf das Unvermeidliche

»Ich pflege, weil …«[44]

- weil ich die Herausforderung annehme,
- weil pflegen das Herz berührt,
- weil ich ein Lächeln weitergeben möchte,
- weil mich das glücklich macht,
- weil Helfen meine Berufung ist,
- weil ich mir nichts Besseres vorstellen kann.

4

Übung

Reflexion

Was antworten Sie, wenn Sie gefragt werden?

- Warum wurden Sie Pflegekraft?
- Warum Betreuungskraft?
- Was war der Beweggrund? Oder gab es mehrere?

Das Besondere an der Altenpflege ist sicherlich der Beziehungsaufbau und dass man einen Menschen bis zu seinem Tod begleiten kann. Auch ich habe dieses Bedürfnis nach Beziehungsaufbau, Nähe und verlässlicher Begleitung verspürt. Ich war eine Zeitlang in der Klinikseelsorge tätig und fand zunehmend oft mittwochs ganz neue Patient*innen vor als noch am Montag. Ich bin ein Mensch, der gern Beziehung herstellt und Menschen dann auch begleitet. Deshalb wechselte ich in die Altenpflege, arbeitete dort in der psychosozialen Betreuung, war seelsorgerlich tätig, begleitete Sterbende und Menschen, die bettlägerig waren. Das war für mich persönlich sehr viel befriedigender.

- *»Ich pflege, weil ich ganz besondere Momente erlebe.«*
- *»Ich pflege, weil Pflege ein dankbarer Beruf ist.«*
- *»Ich pflege, weil Hoffnung kein Ende kennt.« (SAPV-Team)*[45]

---

[44] Aus der Pflegekampagne Kaufbeuren: https://pflege-weil.de/

[45] https://pflege-weil.de/pflegemodels/

Es gibt Arbeitsplätze in der Pflege, die ganz besonders viel Feingefühl, Aufmerksamkeit und Achtsamkeit erfordern: Das sind jene, in denen Menschen begleitet werden, die sich nicht mehr »richtig« äußern können, z. B. auf einer Wach-Koma-Station. Die Bewohner*innen dort sind nicht im Koma, sondern eine Stufe davor. Sie reagieren, haben die Augen offen und sind doch »woanders«. Es ist ein sehr beeindruckender Dienst. Die Pflege muss sehr empathisch und spürend durchgeführt werden, um nicht zu schnell etwas zu tun, was für den Menschen im Wachkoma vielleicht gar nicht passt. So wachsen das Team und der Bewohner stark zusammen.

Wenn Arzt und Angehörige nun entscheiden, da es keine weitere Verbesserung mehr gibt (ein Aufwachen also ganz unwahrscheinlich ist), dass der Sterbeprozess eingeleitet werden soll, ist das für das ganze Team nicht immer einfach. Es mag tatsächlich trösten, wenn es eine Patientenverfügung und eigens formulierte Worte des Bewohners gibt, die seinen Willen verdeutlichen. Dann wissen alle Beteiligten: Jetzt geschieht es, wie er es wollte.

Als ich 2021 zum ersten Mal in meinem Leben auf einer Wach-Koma-Station war, hat mich das sehr bewegt. Dort sind viele jüngere Menschen als ich es bin. Vor allem ist dort viel Schicksal versammelt: Gestern noch voller Pläne und Hoffnungen mitten im Leben stehend, heute ein Verkehrsunfall mit Schädelhirntrauma und Wach-Koma. Unser Leben ist so kostbar! Jede Minute zählt. Je älter ich werde und je bewusster ich lebe, desto unleidlicher werde ich bei nicht sorgsam genutzter Lebenszeit. Ich meine keinen durchgetakteten Terminkalender, ich meine erfüllte Zeit. Und das ist für jeden Menschen anders. Erfüllung kann bei der Arbeit genauso geschehen wie beim ruhigen Sitzen an einem Bach, dem Zuschauen, mit Kindern Zeit genießen, ihre Fragen beantworten, gemeinsam in Pfützen springen oder den Wolken nachschauen.

Übung

Reflexion
- Was ist für Sie persönlich »erfüllte« Zeit?
- Wie können Sie mehr und mehr davon in ihren Alltag einbauen und damit zufriedener leben?

Es gibt durchaus eine Vorbereitung, die im Team getan werden kann, wenn der (natürliche) Sterbeprozess bei dem Menschen, den es nun lange intensiv und feinfühlig betreut hat, eingeleitet werden soll:
- Team-Gespräche und Austausch,
- Sterbeprozess mit einem Ritual beginnen (neben den Angehörigen, könnten auch Mitarbeiter*innen dabei sein, wenn das für die Angehörigen in Ordnung oder auch gewünscht ist. Ansonsten könnte es auch ein zweites Ritual für die Mitarbeitenden geben)

Das folgende Beispiel wurde von mir gestaltet. Es war ausdrücklich als christliches Ritual gewünscht worden. Wir sollten aber zunehmend auch weltliche Varianten in der Hinterhand haben oder spirituell offene.

Beispiel

Ein christliches Ritual

Bibelvers »Jesus Christus spricht: In der Welt habt ihr Angst, aber seid getrost: ich habe die Welt überwunden.« (Joh. 16,3)

Liedvers: (oder Musik)
»Weiß ich den Weg auch nicht, du weißt ihn wohl;
das macht die Seele still und friedevoll.
Ist's doch umsonst, dass ich mich sorgend müh,
dass ängstlich schlägt mein Herz, sei's spät, sei's früh.«

Psalmwort 139,1–5:
»HERR, du erforschest mich und kennest mich. 2 Ich sitze oder stehe auf, so weißt du es; du verstehst meine Gedanken von ferne. 3 Ich gehe oder

liege, so bist du um mich und siehst alle meine Wege. 4 Denn siehe, es ist kein Wort auf meiner Zunge, das du, HERR, nicht alles wüsstest. 5 Von allen Seiten umgibst du mich und hältst deine Hand über mir.«

Freies Gebet

Vaterunser

Segnung des Bewohners
Gott sei vor dir, um dir Mut zu machen.
Gott sei neben dir, um dich zu schützen
Gott sei hinter dir, um deine stärkende Nachhut zu bilden.
Gott sei unter dir, um deinen Weg zu ebnen
Gott sei in dir, um dich zu stärken
Gott sei um dich herum, wie ein wärmender Mantel.
Gott sei über dir, um dich zu bewahren, was auch kommen mag.

Auch die Angehörigen und Mitarbeitende dürfen ein Segenswort sprechen
Evtl. »Ave Maria«

Segnung der Angehörigen:
Gott, der Euch wahrnimmt,
lasse zu Eurer Erfahrung werden,
was er Euch zugesagt hat:
In Angst und Unsicherheit bei Euch zu sein ….
In Ausweglosigkeit und Verlassenheit zu Euch zu stehen ….
Wenn Ihr bekümmert seid, Euch zu trösten.
Eure Bedürftigkeit zu Herzen zu nehmen.
Was Ihr Euch selbst nicht geben könnt und woran festzuhalten jetzt so schwerfällt, das schenke Euch Gott: Wachsendes Vertrauen mitten in den Widersprüchen dieser Zeit.

Liedvers: (oder Musik)
Meine Zeit steht in Deinen Händen/Nun kann ich ruhig sein, ruhig sein in Dir/Du gibst Geborgenheit, Du kannst Alles wenden/Gib mir ein festes Herz, mach es fest in Dir/Sorgen quälen und werden mir zu groß/Mutlos frag' ich: Was wird morgen sein/Doch du liebst mich, du lässt mich nicht los/Vater, du wirst bei mir sein

Oder: »Mögen sich die Wege«

Ein weltliches Ritual*

Musik: z. B. »River flows in you« von Yiruma

Texte zur Auswahl:
Hermann Hesse »Stufen«
»Tod hat keine Bedeutung. Ich hab' mich nur ins nächste Zimmer aufgemacht. Ich bin ich und Du bist Du: Was immer wir füreinander gewesen sind, das gilt auch weiter.« (Henry Scott Holland)
»Du bist nicht mehr dort, wo du warst. Aber du bist überall, wo wir sind.« (Victor Hugo)
»Sterben ist (nur) ein Umziehen in ein schöneres Haus.« (Elisabeth Kübler-Ross)
»Die Bande der Liebe werden mit dem Tod nicht durchschnitten.« (Thomas Mann)

Wünsche für den Bewohner sprechen
Alle, die anwesend sind, können einen Wunsch äußern, vielleicht verbunden mit einem Dank an den Bewohner für das, was ihm wichtig war.

Musik:
z. B. »Air« von Johann Sebastian Bach/»Kanon« von Pachelbel/Musikvorlieben der Bewohner*innen bei Volksmusik z. B. Andrea Berg: »Sternenträumer«; Andreas Gabalier: »Amoi seg' ma uns wieder«; Helene Fischer: »Ave Maria«; Frank Sinatra: »My Way«**

Spirituell offenes Ritual

Text:
Weg ins Licht
Wir wenden uns an den Hüter der Schwelle, er hat die Tür ins Licht geöffnet, er kennt den Weg, sieht uns an: So wie wir hier sind. Voller Sorgen und Fragen, bereit oder noch zögernd. Er nimmt uns an seine Hand. Sie führt unsre Seelen, die von XXX durch das Sterben in die ewige Heimat, durch die Finsternis in das Licht. Die andere Hand gibt uns Halt und unterstützt uns, so dass wir gestärkt werden, auch wenn wir fallen wollen und uns aufgeben.

Oder:

»Die Erinnerung ist ein Fenster, durch das wir Dich sehen können, wann immer wir wollen«

Oder:

»Du kamst, du gingst mit leiser Spur,
Ein flücht'ger Gast im Erdenland;
Woher? Wohin?
Wir wissen nur: Aus Gottes Hand,
in Gottes Hand.«
Ludwig Uhland

Zum Bewohner schauend
»Und meine Seele spannte weit ihre Flügel aus,
flog durch die stillen Lande,
als flöge sie nach Haus.«
Joseph von Eichendorff

»Dankbarkeit empfinden«
Auch, wenn es manchmal weh tut, es gibt immer Grund, dankbar zu sein für einen Menschen, der das Leben bereichert hat. Ich lade Sie ein zu einem Moment der inneren Einkehr: Spüren Sie in Ihrem Herzen, wofür Sie dankbar sind. Was Ihnen XXX bedeutet. Behalten Sie dieses Gefühl einen Augenblick in Ihrem Herzen und spüren Sie ihm nach.
Wer möchte kann XXX einen Wunsch mit auf den Weg geben.

Musik: evtl. River flows in you (von Yiruma)

* Eine große Spruchvielfalt finden Sie hier: https://november.de/ratgeber/trauerhilfe/trauerkarte/trauersprueche/

** Eine Sammlung von Trauermusik: https://www.bestattungshaus-giesler.de/de/trauerfall/trauermusik/

4.4.5 Umgang mit Suizid von Bewohner*innen

Es ist für alle an der Pflege Beteiligten furchtbar, wenn ein Bewohner sich das Leben nimmt. Für den Menschen, der die Person findet, und alle anderen auch. Es ist auch eine normale Reaktion, dass wir in Gedanken noch einmal alle möglichen Sätze dieses Bewohners durchgehen, ob es irgendwelche Anhaltspunkte gab und wir es hätten aufdecken und verhindern können. Wahrscheinlich wissen Sie es schon, ich schreibe es hier trotzdem noch einmal ausdrücklich: Wer wirklich beschlossen hat, sich das Leben zu nehmen, der wird dies ausführen. Wenn Sie ihn jetzt retten, dann versucht er es wieder und wieder, und wird eines Tages erfolgreich sein. Wer es wirklich will, ist findig, kundschaftet z. B. bei der Nachtwache die regelmäßige Rundgang-Zeit aus und sucht sich dann ein Zeitfenster dazwischen aus.

Es ist deshalb so wichtig, dass Sie sich mit Formen von Sterbewünschen befassen, Nuancen wahrnehmen und Sätze und Handlungsoptionen zurechtlegen. Wir haben schon über den Umgang mit Menschen gesprochen, die ausdrücken sterben zu wollen oder sich das Leben nehmen zu wollen. (▶ S. 79ff.) Es darf/soll durchaus offen über einen etwaigen Sterbewunsch gesprochen werden.

Wenn es einen Suizid gibt, ist es wichtig, dass

- alle Mitarbeitenden die Möglichkeit haben, über ihre Gefühle in einem Team-Gespräch zu sprechen,
- alle Mitarbeitenden auch ein Einzelgespräch bei einer geschulten Person haben können,
- es Fortbildungen gibt (am besten schon vorher), wie man gut mit ausgesprochenen Sterbe-Wünschen umgehen kann, welche Nuancen es gibt,
- es fest vereinbarte Abläufe im Pflegeteam gibt, wie vorgegangen wird, wenn eine Bewohner*in wiederholt den Wunsch äußert, sterben zu wollen.

Tipp

Es gibt inzwischen gute Materialien, z. B. von der Diakonie Deutschland: »Orientierungshilfe zum Umgang mit Sterbewünschen, suizidalen Gedanken und wünschen nach Suizidassistenz«* oder dem Deutschen Ethikrat: »Phänomenologie der Sterbe- und Selbsttötungswünsche«**

* https://www.diakonie.de/diakonie-texte/022022-orientierungshilfe-zum-umgang-mit-sterbewuenschen-und-dem-assistierten-suizid

** https://www.ethikrat.org/anhoerungen/phaenomenologie-der-sterbe-und-selbsttoetungs-wuensche/

5 Selbst- und Teamfürsorge im Umgang mit starken Emotionen

Trauernde Menschen zu begleiten, erfordert eine gute innere Balance. Es ist für viele Menschen nicht einfach, starke Emotionen eines Gegenübers auszuhalten, zumal wenn sie negativ sind und einem wie ein Sturm entgegenkommen. Auch müssen wir bei der Begleitung mit unterschiedlichen Gefühlszuständen zurechtkommen, Schwankungen dabei auffangen und selbst in unserer Mitte bleiben. Als Pflege- oder Betreuungskraft haben Sie Ihren ganzen Dienst hindurch ausgleichend zu arbeiten, respektvoll und freundlich zu den Ihnen Anvertrauten zu sein. Das ist wirklich keine einfache Aufgabe! Der Selbst- und Teamfürsorge widme ich deshalb ein eigenes Kapitel.

5.1 So stärken Sie Ihr Selbstwertgefühl

Wenn Sie nicht respektvoll mit sich selbst umgehen, können Sie nicht erwarten, dass andere das tun! Leider gibt es keinen Knopf, den man drücken könnte, damit es grünes Licht für »mehr Selbstwertgefühl« gibt. Das wäre wahrscheinlich ein oft gedrückter Knopf! Es ist ein Weg, auf den wir uns begeben dürfen, um weiter innerlich zu wachsen. Ein Weg, der Kurven und Umwege, steiniges Gebiet und Dornen aufweist, dann allerdings auch wunderschöne Grünflächen, Wiesen, Wälder und freien Blick: auf uns selbst und unsere innere Schönheit. Im Folgenden gebe ich Ihnen eine Reihe von Impulsen an die Hand, um Ihr Selbstwertgefühl zu steigern. Es ist eine Auswahl, keine umfassende Zusammenstellung. Und es ist wie immer: Wir sind unterschiedliche Menschen und brauchen unterschiedliche Impulse: Für die einen passt dies, für die anderen das. Lassen Sie sich überraschen und ansprechen von dem, was für Sie passend erscheint!

5.1.1 Mit diesen Übungen machen Sie sich auf den Weg

- Schreiben Sie täglich 10 Dinge auf, für die Sie dankbar sind. (Führen Sie immer mal wieder über mehrere Wochen ein Dankbarkeitstagebuch)
- Finden Sie heraus, was Sie am meisten im täglichen Leben erfreut und gönnen Sie es sich.
- Lächeln Sie sich im Spiegel an.
- Lernen Sie, mit sich selbst gern Zeit zu verbringen.
- Kommen Sie mit sich selbst ins Reine.
- Beginnen Sie jeden Tag mit Gutem und lassen Sie Ihre Tage ebenso mit Gutem ausklingen (z. B. gute Gedanken, schöne Musik, eine Tasse Kaffee oder Tee; die Dankbarkeitsübung). 5
- Bauen Sie täglich Schönes in Ihr Leben ein.
- Freuen Sie sich und lachen sie viel.
- Machen Sie auch immer wieder etwas Verrücktes, wenn es Ihr Herz erfreut. (So darf Ihr inneres Kind wieder aufleben!)
- Lernen Sie Stille zu schätzen und erfahren Sie die Kraft, die Ihnen daraus erwächst.
- Lernen Sie Ihre Gefühle wahrzunehmen und nehmen Sie sie ernst. Handeln Sie entsprechend.
- Achten Sie immer mehr auf Ihre innere Stimme. Lernen Sie ihr zu vertrauen und hören Sie immer öfter auf sie.
- Lernen Sie »Nein« zu sagen, ohne ein schlechtes Gewissen dabei zu empfinden (es ist zugleich ein »Ja« zu Ihnen)
- Sparen Sie nicht mit Komplimenten in Ihrem Umfeld! Sie werden sehen, dass das keine Einbahnstraße bleibt.
- Seien Sie kreativ! Wandeln Sie »Probleme« in »Lösungen« um!
- Lernen Sie stolz auf sich zu sein!
- Halten Sie unbedingt alle Versprechen/Absprachen ein, die Sie sich selbst geben. Seien Sie sich selbst gegenüber zuverlässig.
- Nehmen Sie sich immer mal wieder Zeit, innezuhalten und ehrlich Ihre Stärken und Schwächen zu bedenken (z. B. anlässlich Ihres Geburtstags oder an Neujahr oder weil inneres Wachstum gerade bei Ihnen dran ist; vielleicht auch als Vorbereitung auf Ihr Jahres-Gespräch als Mitarbeiter*in).

»Jede Reise beginnt mit dem ersten Schritt.«
Konfuzius

Wenn Sie jetzt denken: »Ganz schön viel! Wann soll ich das alles machen?« Dann sage ich Ihnen: Fangen Sie mit wenig an! Vielleicht springen Ihnen jetzt ein oder zwei dieser Punkte entgegen und schreien geradezu danach, angegangen werden zu wollen. Das wäre wunderbar! Dann machen Sie das und begeben sich mit dem ersten Schritt auf die Reise. Ich wünsche Ihnen viele gute und ermutigende Erfahrungen und wäre sehr gespannt, was sich bei Ihnen verändert und wie Ihr Umfeld darauf reagiert![46] Vielleicht schauen Sie mit Ihrem Partner, Ihrer Partnerin die Liste an und wachsen beide. Vielleicht schauen Sie die Liste ja auch in Ihrem Pflegeteam an und arbeiten daran. Es steckt so viel Potenzial darin! Und Sie können etwas bewirken! Sie können sich verändern und darüber hinaus Veränderung bewirken!

5.2 Humor als Ressource

»Humor ist der Knopf, der verhindert, dass einem der Kragen platzt.«
Joachim Ringelnatz

Ein 60-jähriges Ehepaar trifft bei einem Spaziergang auf einen Zauberer. Er gewährt jedem der beiden einen Wunsch. Als der Mann an die Reihe kommt, wünscht er sich eine 30 Jahre jüngere Frau. »Kein Problem«, sagt der Zauberer, schwingt seinen Zauberstab gekonnt, Rauch steigt auf und der Mann ist 90 Jahre alt.

[46] Es gibt in meinem Shop auch Arbeitsblätter mit diesen Übungen und Workshops zu buchen.

Info

Kinder lachen etwa 400-mal am Tag. Erwachsene kommen gerade mal auf 15 Lacher. Das lässt aufhorchen! Zumal, wenn man weiß, wie gut Lachen tut und welche positiven Veränderungen man durch Lachen erzielen kann auf seelischer und körperlicher Seite. Lachen hängt mit unserer Lebenseinstellung zusammen und ist von unserer Kultur geprägt.

Es gibt verschiedenen Formen: humorvoll, lustig, fröhlich, heiter sein. Es gibt auch verschiedene Ausprägungen von Humor: trockenen Humor, schwarzen Humor, Galgenhumor. Für manche Menschen zählen Ironie, Spott, Sarkasmus und auch Zynismus dazu. Legendär ist der britische Humor, er ist völlig anders als etwa der in Japan. Männer und Frauen unterscheiden sich darin, was sie zum Lachen bringt. Lediglich die Grundfähigkeit, Lachen und Lächeln zu können, ist angeboren. Das Lächeln des Säuglings dokumentiert zum ersten Mal die Zugehörigkeit zur menschlichen Rasse, sagen Anthropologen. Zunächst ist es nur ein Reflex, der durch hohe menschliche Stimmen ausgelöst wird.

Humor ist eine wichtige Anti-Stress-Ressource bei uns Menschen. Er hilft uns dabei, schwierige Zeiten oder Situationen mit mehr Gelassenheit durchzustehen. Der Psychoanalytiker Sigmund Freud beschrieb Humor als eine innere Grundhaltung, die hinausschaut über Unzulänglichkeiten und sie in ein Größeres Ganzes einordnet.[47] Humor und Lachen setzen außerdem körperliche Spannung frei. Sie sind eine kostenlose Medizin, die wir immer zur Verfügung haben. Lachen kann uns tatsächlich gesunderhalten oder zu

---

[47] Freud schreibt: »Der Scherz, den der Humor macht, ist ja auch nicht das Wesentliche, er hat nur den Wert einer Probe; die Hauptsache ist die Absicht, welche der Humor ausführt, ob er sich nun an der eigenen oder an fremden Personen betätigt. Er will sagen: Sieh' her, das ist nun die Welt, die so gefährlich aussieht. Ein Kinderspiel, gerade gut, einen Scherz darüber zu machen!« aus: https://www.textlog.de/freud-psychoanalyse-humor.html

unserer Gesundung beitragen. Wer lacht, lebt länger und länger gesünder! Nicht ohne Grund heißt es, dass Lachen befreiend ist. Lachen befreit von Anspannung, Stress, Ärger und Angst.

Eine heitere Grundhaltung einnehmen, was bedeutet das für das Stressgeschehen? Wir treten dann heraus aus dem Problem mit seinen Zusammenhängen. Wir identifizieren uns nicht mehr mit dem Problem, wenn wir uns einen inneren Schritt davon entfernen und uns nicht eins fühlen mit den Schmerzen, mit dem Streit und allem, was uns bedrückt. So stecken wir nicht im Negativen fest, sondern bekommen eine Tür gezeigt, die uns wieder in die Weite führt, wie bei der Würdezentrierung, die wegführt vom Tumor und Schrecken.

Ihren *Humor* können Sie außerdem zum Deeskalieren und Entkrampfen einsetzen. Durch eine humorvolle Intervention können Menschen, die verbissen streiten, plötzlich neuen Raum im Gehirn bekommen, um ihre Situation neu zu bedenken.

Beispiel **Frau Müller und Frau Meier streiten sich um einen Rollator**

Jede der Damen behauptet, dass es ihr Rollator sei. Sie hätte ihn schließlich genau hier abgestellt. Das Wortgefecht geht hin und her, fast wird schon geschubst. Nun setzen Sie sich eine rote Clownsnase auf, die Sie in der Kitteltasche dabei haben können, und sagen Sie zu beiden: »Oh, heute ist das Wetter aber schööööööön!«
Die Bewohner*innen schauen Sie erst entgeistert an. Dann müssen sie wegen der netten roten Nase lachen und plötzlich sieht Frau Meier ihren Rollator weiter links stehen und ruft: »Da ist er ja!« Durch das gemeinsame Lachen ist die Luft zwischen beiden irgendwie wieder rein geworden.
Sie glauben mir das nicht? Dann probieren Sie es doch einfach selbst aus!

Wir lachen nicht, weil wir glücklich sind,
sondern sind glücklich, weil wir lachen.
Dr. Madan Kataria[48]

Humor löst Denkblockaden, sodass wir Situationen neu bewerten und neue Handlungsspielräume bekommen. Das heißt auch, dass wir dem Stress weniger ausgeliefert sind. Das erhöht das Gefühl von Selbstwirksamkeit und steigert unsere Resilienz, unsere Widerstandskraft im Stressgeschehen.

Übung

Was bringt Sie zum Lachen?

Überlegen Sie einmal, welche Art von Humor Ihren besonders entgegenkommt. Wie oft lachen Sie am Tag? Möchten Sie gern mehr lachen? Und sich dadurch besser fühlen? Es bewirkt übrigens schon etwas in Ihrem Körper, wenn Sie einfach lächeln. Sie können nicht lächeln und gleichzeitig negativ denken! Versuchen Sie es!

Und andersherum, wenn Sie ein grimmiges Gesicht machen, können Sie nicht fröhlich sein. Erstaunlich, oder? Also, warum nicht gleich immer wieder Lächel-Einheiten einlegen oder/und sich mit humorvollen Menschen umgeben? Es gibt inzwischen auch Lach-Stimmen, die Sie sich auf Ihr Handy spielen können. Hier und da, wenn es zu heftig im Dienst wird, könnten Sie sich einen Lacher anhören und sich anstecken lassen. Das löst Spannungen und lässt besser weiterarbeiten. Viel Freude dabei!

»Ein Tag ohne Lachen ist ein verlorener Tag«.
Charly Chaplin

[48] Indischer Arzt und Begründer der Lachclub-Bewegung seit 1995

5.3 Das Wir-Gefühl stärken – Zusammenwachsen für erfolgreiche Pflege, Betreuung und Begleitung

Was mir als Quereinsteigerin immer wieder auffällt: In der Pflegeszene wird oft gejammert, geschimpft und nicht immer freundlich miteinander umgegangen. Mag sein, dass es das woanders auch gibt. Aber hier eben auch. Was ist da los? Wenn ich dann noch höre, was Jens Spahn 2021 (damals noch als Gesundheitsminister) zu Vertreter*innen der Pflege sinngemäß sagte: »Wo seid ihr denn? Die Ärzte und Apotheker sind ständig hier und von Euch hört man fast nichts ...« frage ich mich erst recht: Was ist los in dieser so wunderbaren Branche mit dieser sinnstiftenden Arbeit? Warum bekommen wir das nicht besser hin? Wirken wir so schwach und unbedeutend, dass die Politik uns nicht ernst nehmen kann? Nehmen wir uns denn ernst als Branche? Wo ist das WIR-Gefühl?

Wer ist »wir«? Wer ist stolz darauf, mit Herz und Seele in der Pflege zu arbeiten, und zwar **als Team**? Ich möchte jetzt nicht auch noch jammern, sondern einen Impuls zu mehr Miteinander geben, denn das brauchen wir ganz dringend. Wir brauchen das gute Gefühl, dass wir es als Team schaffen! Wer ist das Team? Und wie kann es zusammenwachsen?

Ich bin der festen Überzeugung, dass nicht jeder »Pflege kann«! Es ist eine verantwortungsvolle und erfüllende Arbeit, in der Pflege zu arbeiten. Es braucht dafür Menschen mit Herz, Empathie, Fachwissen und Verantwortungsbewusstsein. Wenn wir da sein wollen für die uns Anvertrauten, dann geht es nur im Team wirklich gut. Wobei ich mit »Team« ein multiprofessionelles Miteinander meine, das Hand in Hand wertschätzend und respektvoll miteinander arbeitet. Es geht nur gemeinsam!

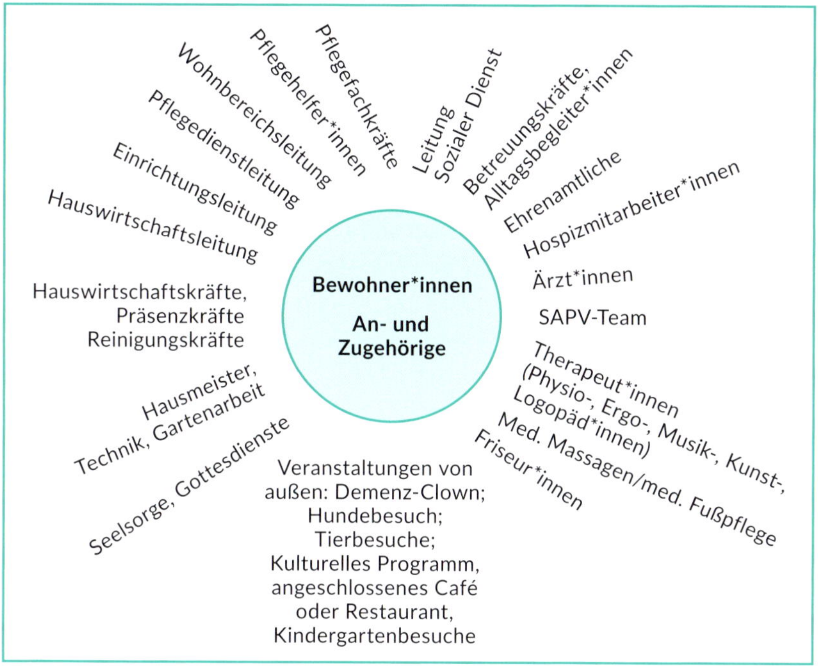
Pflegefachkräfte
Pflegehelfer*innen
Wohnbereichsleitung
Pflegedienstleitung
Einrichtungsleitung
Hauswirtschaftsleitung
Leitung Sozialer Dienst
Betreuungskräfte, Alltagsbegleiter*innen
Ehrenamtliche
Hospizmitarbeiter*innen
Ärzt*innen
SAPV-Team
Therapeut*innen (Physio-, Ergo-, Musik-, Kunst-, Logopäd*innen)
Med. Massagen/med. Fußpflege
Friseur*innen
Bewohner*innen
An- und Zugehörige
Hauswirtschaftskräfte, Präsenzkräfte Reinigungskräfte
Hausmeister, Technik, Gartenarbeit
Seelsorge, Gottesdienste
Veranstaltungen von außen: Demenz-Clown; Hundebesuch; Tierbesuche; Kulturelles Programm, angeschlossenes Café oder Restaurant, Kindergartenbesuche

Abb. 3: Dienste und Kooperationen im Pflegeheim.

So stärken Sie das Wir-Gefühl:

- durch regelmäßige (z. B. monatliche oder 14-tägige) multiprofessionelle Teambesprechungen pro Wohngruppe, mit Pflegefachkräften, Pflegehelfer*innen, Präsenzkräften, Alltagsbegleiter*innen, zusätzlicher soz. Betreuung, Hauswirtschaftskräften, Reinigungskräften, jeweiliger WBL und der PDL,
- wöchentliche Blitzrunden mit je einer Vertreter*in der Berufsgruppe,
- einen wertschätzenden Umgangston miteinander,
- nach außen aktiv kommunizieren, dass das Pflegeteam nicht nur aus Pflegekräften besteht (durch Aushänge in der Einrichtung mit Fotos von allen Mitarbeiter*innen des Wohnbereichs, der Wohngruppe; auch in Informationsmappen für Angehörige[49], auf der Homepage),

[49] Wenn nur »die Pflege« an Weihnachten beschenkt werden soll, kommunizieren, dass noch andere Berufsgruppen Mutter oder Vater täglich mit versorgen

- durch gemeinsame Feste oder Aktivitäten[50] (Ausflug; Sport treiben, z. B. auf dem Trampolin, Radfahren, Wandern),
- durch Unterstützung des Prozesses des Zusammenwachsens durch die Einrichtungsleitung,
- durch inhaltliche Arbeit unter dem Motto: »Was wollen wir gemeinsam erreichen für unsere Bewohner*innen und für uns als Team? Welche Ziele haben wir?« Das könnte einmal im Jahr geschehen mit Rückblick auf die Ziele und das, was erreicht wurde und Vorausschau, was noch besser werden darf[51],
- durch gemeinsam besuchte Fortbildungen,
- durch Team-Supervision.

So können wir herauskommen aus dem pflegezentrieten Denken und anfangen multiprofessionell wertschätzend Teams zu bilden, die Hand in Hand arbeiten und sich zum Wohl der Bewohner*innen einsetzen. Das stärkt das Miteinander und die allgemeine Zufriedenheit aller Mitarbeiter*innen.

5.4 Fazit

Sie merken es schon, mir ist das »Wir« sehr wichtig, weil ich es kaum im Pflegebereich erlebt habe, multiprofessionell schon gar nicht. Das ist sehr schade und vielleicht ein Grund für die Schwäche der ganzen Pflegebranche. Wer kein »Wir« kennt, hat keine gemeinsame Stimme und kann nicht für seine Rechte eintreten. Das ist fatal! Wir haben es gesehen in den Jahren 2020 bis 2022, es ist nicht viel passiert von Seiten der Politik und der Gesellschaft, was *Pflege* wirklich stärken würde. Das Klatschen war kurz, es gab hier und da irgendwie verteilte Corona-Pauschalen und sonst?

---

50 Wenn sich Menschen unterschiedlicher Berufsgruppen besser kennen lernen, dann denken sie auch im Dienst daran, dass es den anderen gibt und dass er gut unterstützen kann!

51 Auch zum Thema »Team« gibt es gute Unterlagen von Bob Proctor in »Thinking into results«. Es geht um den Einzelnen im Team und um das ganze Team. Jede/r hat seinen Beitrag zum Gesamten zu leisten und darf sich fragen, wie das am besten gelingen kann. Es ist sehr kraftvoll und inspirierend!

Ich habe den Eindruck, dass es großen Teilen der Gesellschaft einfach egal ist, was da passiert oder nicht passiert. »Altenpflege« ist weit weg, es sei denn die eigenen Eltern kommen mal an die Reihe. Pflegeheime haben oft einen schlechten Ruf nach außen, schon weil es sie gibt. Filme mit versteckter Kamera, aus denen dann Anti-Kampagnen gemacht werden, sind auch nicht gerade dienlich. Wir brauchen neue Gedanken und Herangehensweisen und vor allem Transparenz. Wir brauchen Menschen, die von außen mithineingenommen werden in den Alltag einer Pflegeeinrichtung, ihn mitgestalten, am besten integriert in Quartiersarbeit. Dann wächst etwas als normal zusammen, was jetzt noch getrennt und abgeschirmt ist. Die »Senioren« sind ein Markt mit immensem Wachstumspotenzial. Knapp dreieinhalb Millionen Pflegebedürftige gibt es schon jetzt.

Bis 2050 dürften es Schätzungen zufolge mehr als fünf Millionen werden. Die müssen versorgt werden. Die Werbung hat diesen Sektor entdeckt, viele Firmen, die Produkte für Senioren herstellen, auch und Großinvestoren, die immer wieder mit viel Kapital in den Pflegemarkt einsteigen und Heim-Ketten aufkaufen, um sie wieder gewinnbringend zu verkaufen. Wo soll das hinführen? Und: Wann reißen wir uns endlich zusammen, um Gemeinschaft und »Wir« zu leben und das Gefühl weiterzugeben, dass es sich lohnt, sich für die Berufsgruppen einzusetzen, die an der Pflege beteiligt sind - und zwar für alle!

Vielleicht ist der Bereich »Umgang mit Trauer« tatsächlich ein Feld, das uns gemeinsam weiterbringt und das WIR-Gefühl finden und stärken lässt und das wäre wirklich ein sehr guter Dienst dieses zu oft übersehenen Themas an uns allen und unserem Tun für die uns Anvertrauten und ihre Angehörigen.

»Wenn du schnell gehen willst, geh allein.
Wenn du weit kommen willst, gehe zusammen.«
(Afrikanisches Sprichwort)

Dankes-Nachwort

Große Dankbarkeit erfüllt mich jetzt am Ende dieses Buches! Es enthält viele Erfahrungen, die ich machen konnte in den letzten 25 Jahren mit *Trauer*, Erfahrungen mit meiner eigenen Trauer, bei meiner Arbeit als professioneller Sterbe- und Trauerbegleiterin und Gestalterin zahlreicher Trauerfeiern. Es enthält auch viele Ideen und Gedanken durch den Austausch in Fortbildungen als Dozentin zu diesem Thema. Es enthält natürlich viele Erfahrungen und Beobachtungen aus meiner Praxis als Mitarbeiterin im psychosozialen Bereich in Pflegeeinrichtungen der letzten Jahre:

- beim **Seniorenzentrum »Grüner Weg«**[52] der AWO, **Denzlingen**;
- **St. Elisabeth – Stationäre Pflege und Betreutes Wohnen im Elztal**[53], Elzach;
- Beim **Paul-Gerhardt-Werk e. V., Offenburg**[54] in den vollstationären Einrichtungen: Paul-Gerhardt-Haus, Wichern-Haus und dem Dietrich-Bonhoeffer-Haus.

Ich sage »Danke«!

Meiner Lektorin Claudia Flöer für die Unterstützung und Begleitung des Trauer-Buchprojektes bis zum nun vorliegenden Buch!

Meiner Freundin Ingrid Rose Fröhling für den inhaltlichen Austausch[55], für die kulinarische Unterstützung und Umsorgung während meiner Hocharbeits-Phasen!

An Sascha Schmieder für das wunderbare Vorwort und die gute fachliche und menschliche Zusammenarbeit im Fortbildungsbereich!

---

[52] https://awo-freiburg.de/senioren/pflegeheime/seniorenzentrum-gruner-weg

[53] https://st-elisabeth-elzach.de/

[54] https://www.paul-gerhardt-werk-offenburg.de/

[55] Ingrid Rose Fröhling bietet u. a. Begleitungen bei Tierverlust an. Sie ist Autorin des Buches: »Leben und Sterben aus Sicht unserer Tiere« (2021)

Ich freue mich auf die Resonanz des Buches:

Auf Mitarbeiter*innen, die mehr und mehr »Trauer« sehen und ihr begegnen können, behutsam, mitfühlend und ohne Scheu.

Auf Einrichtungsleitungen und Teams, die ausprobieren und neue Wege mitgehen, die die zusätzliche Zeit nicht scheuen, die es anfangs brauchen wird, um multiprofessionelle Zusammenarbeit in Gang zu bringen und im Quartier oder der politischen Kommune Gehör zu finden und lebendige Vernetzung zu erreichen, auch im Bereich »Trauer«.

Auf Menschen, die sich nicht entmutigen lassen von Rückschlägen und menschlichen Enttäuschungen, sondern mit Herz weitermachen, Konzepte weiterentwickeln und mit Leben füllen zum Wohle unserer uns Anbefohlenen, ihrer Angehörigen und uns allen in diversen Teams.

Denn wo Trost ist, da erwächst Leben.

Birgit Proske

Checkliste Trauerkultur im Pflegebereich

Tab. 10: Trauer von Bewohner*innen

Bereiche	Was tun?	Wen hinzuziehen?	Verantwortliche/r	Erledigt bis
Trauer im Alter, alles geht nicht mehr so wie früher				
Trauer in der Eingewöhnungsphase				
interkulturelle Trauer				
Trauer, wenn Mitbewohner*innen sterben				
Trauer in anderen Todesfällen, bei An- und Zugehörigen				
Trauer bei schwerer Erkrankung, voranschreitenden Prozessen				
Trauer am Sterbebett				

Tab. 11: Trauer von Angehörigen

Bereich	Was tun?	Wen hinzuziehen?	Verantwortliche/r	Erledigt bis
Trauer in der Eingewöhnungsphase				
interkulturelle Trauer				
Trauer bei zunehmender Demenz der Eltern				
Trauer bei einschneidenden Erkrankungen/bei lebensbegrenzenden Erkrankungen				
Trauer am Sterbebett/ im Sterbeprozess				
Trauer nach dem Tod der Eltern				

Tab. 12: Trauer von Mitarbeiter*innen

Bereich	Was tun?	Wen hinzuziehen?	Verantwortliche/r	Erledigt bis
Trauer bei Verlusten und Todesfällen im privaten Bereich				
interkulturelle Trauer	Integrationskurse/ Sprachkurse			
Trauer bei Begegnung mit dem Tod von Bewohner*innen	Fortbildungen			
Trauer beim Tod von Kolleg*innen				
Umgang mit Trauer von Bewohner*innen, Angehörigen und Kolleg*innen	Fortbildungen			
	Bewusstseinsarbeit/ Achtsamkeitsarbeit	BGM		

Trauerrituale im Überblick

Tab. 13: Trauerrituale im Überblick

Bereich	Seitenverweis
In der **Eingewöhnungsphase ins Pflegeheim** Innerhalb des Angebotes zum Ankommen (evtl. mit einem Gebet, der Überreichung einer mutmachenden Karte verbunden)	(▶ S. 66ff.)
Biografisch-basierte Trauerarbeit	(▶ S. 76)
Resilienz-Förderung in Trauer »Was mich heute erfreut hat«	(▶ S. 88)
Überblick • Aussegnungsfeier mit Verstorbenen • Kleine Gedenkfeier in der Einrichtung (selten können Bewohner*innen die Trauerfeier besuchen) • Evtl. Besuch der Trauerfeier • Erinnerungsbuch anlegen • Ort des Gedenkens einrichten: Tisch, elektrische Kerze, Bild der Verstorbenen, Gedenkbuch, eine Karte, ein Bild als Aufsteller (z. B. von »Guten Mächten wunderbar geborgen« oder neutral gehalten ein Baum des Lebens-Bild) • Gruppengespräch/Einzelgespräch bei Bedarf • Jahres-Gedenkfeier aller Verstorbenen	(▶ Kap. 4.2.2)

Beim Tod eines Mitbewohners/Gastes der Tagespflege
• Der Platz, an dem das Gedenken stattfindet, wird schön hergerichtet (elektrische Kerze, Bild der Verstorbenen, ein typischer Gegenstand, der sie charakterisiert)
• Musik, die ihr gefallen hat
• Texte und Zitate heraussuchen (▶ S. 120/144)
• Persönliche Worte aller Teilnehmenden können reihum gesprochen werden. Was hat man als besonders erlebt, was wird in Erinnerung bleiben?
• Gebet/Wünsche
  – Wünsche könnten auf Zettel geschrieben und in einer schönen Schale verbrannt werden, die Asche in ein fließendes Gewässer gegeben werden.
  – Die Gruppe könnte einen Luftballon steigen lassen zum Zeichen der Verbindung: gute Wünsche könnten im Herzen mitgegeben werden
  – Henry Scott Holland: »Ich bin nur in das Zimmer nebenan gegangen« zum Abschluss lesen
	(▶ S. 100)

Bereich	Seitenverweis
Elementen einer Jahres-Gedenkfeier aller Verstorbenen • Den Raum zum Gedenken herrichten (elektrische Kerze, Blumen, Teelichter in Schutzbechern/Gläsern in der Anzahl der Verstorbenen) • Musikauswahl, evtl. Lieder zum gemeinsamen Singen • Ansprechende Texte • Gebete/Wünsche für die Verstorbenen • Zentral ist die Namensnennung aller Verstorbenen mit Entzündung der Kerzen, dazwischen könnte immer ein Vers gesungen oder eine Melodie gespielt werden. • Angehörige werden eingeladen und können die Kerzen im Anschluss mitnehmen • Oft sind auch die Kirchengemeinden dabei beteiligt. Ist das nicht der Fall, kann das Gedenken auch selbst gestaltet und evtl. spirituell offengehalten werden • Planen Sie Zeit ein im Anschluss, wenn Angehörige noch sprechen möchten oder auch Mitbewohner*innen Redebedarf haben.	(▶ S. 101)
Trauer im Pflegeteam	
Durch praktische Einbindung der Angehörigen die Trauer unterstützen nach dem Tod des Elternteiles: • Angehörigen anbieten, beim Einkleiden des Verstorbenen zu helfen • Angehörigen von den letzten Stunden erzählen, wenn sie nicht dabei waren und es hören möchten • eine Aussegnungsfeier organisieren (▶ S. 98) • Angehörigen Unterstützung anbieten beim Ausräumen des Zimmers • Teilnahme an der Trauerfeier • Ein Blumen-Gedenk-Gruß von der Pflegeeinrichtung zur Trauerfeier (drückt Anteilnahme und Wertschätzung aus) • Angehörige das Trauerbuch zum Abschiednehmen anschauen lassen • Angehörige zu Jahresgedenken aller Verstorbenen in der Pflegeeinrichtung einladen. Vielleicht kann eine Kerze mit nachhause gegeben werden.	(▶ S. 108)

Bereich	Seitenverweis
Tod einer Kolleg*in • Ein Teamgespräch zum Erinnern an die Verstorbene. • Die Trauerfeier besuchen (soweit das geht). • Ein Erinnerungsbuch auslegen, das nach und nach gestaltet werden kann, so wie das Team Zeit hat und Muße. • Bei Bedarf auch von außen eine Trauerbegleitung/Seelsorge hinzuziehen für Einzelgespräche (zumindest die Möglichkeit anbieten). • Ein Teamritual ausdenken: gemeinsam zum Friedhof gehen und am Grab einen Ballon steigen lassen mit Wünschen und Gebeten. Oder Wünsche für die Verstorbene auf Zettel schreiben, sie in einer Schale verbrennen und die Asche gemeinsam in einen Bach, Fluss, See streuen. • Überlegen: »Was bewahren wir als Team von ihrer (der Verstorbenen) Art zu leben? Was ist uns wichtig geworden?«	(▶ S. 113)
Abschied von Bewohner*innen als Pflegeteam • Zum Abschiednehmen von einer Bewohner*in können Sie sich in das Zimmer setzen und in Gedanken bei den Erzählungen und gemeinsamen Unternehmungen der letzten Jahre kurz verweilen. Ich mache das oft und spreche ein Gebet für diesen Menschen und ein Vaterunser und verabschiede mich dann von ihm. Das mag ein Weg sein, wenn Sie sich davon angesprochen fühlen. Wandeln Sie es für sich ab oder überlegen Sie etwas ganz anderes. Für mich war und ist das eine sehr gute Art, mir klarzumachen, dass ein Leben zu Ende ist und ich mich dem nächsten Menschen vollkommen zuzuwenden. • Der nächste Bewohner des Zimmers bringt sicher wieder viel mit in seinem persönlichen seelischen Gepäck (▶ Kap. 4.1.2). Das gilt es nun wieder aufzufangen und da zu sein für diesen Menschen mit all seiner Art und seinen Ansichten, die vielleicht so anders sind, wie bei dem Menschen, der vorher hier gewohnt hat. • Vielen Menschen helfen Rituale. Sie versinnbildlichen etwas, was der Verstand vielleicht noch in den Griff bekommt, das Herz aber nicht unbedingt.	(▶ S. 114)
Ritual zu Beginn eines herbeigeführten natürlichen Sterbeprozesses für Angehörige und das Team bei Wachkoma-Patient*innen	(▶ S. 117ff.)

Übungen im Überblick

Tab. 14: Die Übungen im Überblick

Übungen	Seite
Verluste im Leben Bitte nehmen Sie sich etwas Zeit und schreiben Sie auf, welche Verlust- und Abschiedssituationen Ihnen in Ihrem Leben einfallen – von der Kindheit bis zum heutigen Tag (von der Puppe, die kaputt ging, über die Freundin, die wegzog, dem Auszug der Kinder aus dem Haus, dem Wechsel der Stelle, dem Platzen von Träumen, usw.)	(▸ S. 12)
Halten Sie inne Wenn Sie im Stress sind und ein Zimmer betreten, in dem ein Bewohner durch Trauer besonders empfindsam ist, empfehle ich Ihnen die folgende kleine Übung: Halten Sie inne, kurz vor der Tür. Atmen Sie einmal tief und bewusst ein und aus und klopfen Sie mit den Fingerspitzen ein paar Mal sachte auf die Thymusdrüse. Das bringt Sie raus aus dem Stress und lässt Sie wieder bei sich selbst ankommen.	(▸ S. 20)
Geben Sie Ihrer Kreativität Raum Eine schöne Übung*, um die eigene Kreativität zu fördern, wenn etwas anders werden soll, ist es, auf ein Blatt Papier zwei Spalten zu zeichnen. Die linke Spalte bekommt die Überschrift »Geht nicht«, die rechte Spalte bekommt die Überschrift: »Geht doch«. Nun streichen Sie die linke Spalte durch, denn es ist keine Option, dass es nicht geht. Dann nehmen Sie sich 30 Minuten Zeit und schreiben die rechte Spalte voll. Lassen Sie die Ideen einfach fließen, ohne zu werten oder zu denken, dass das ja nicht geht … Sie werden sehen, dass auf diese Weise Ihre Kreativität angekurbelt wird. Wenn Teams diese Übung gemeinsam machen, wird es noch kraftvoller, weil die Schreibdynamik auf alle übergreift. Viel Freude beim Ausprobieren!	(▸ S. 22)
Wechseln Sie die Perspektive Nehmen Sie sich bitte einen Augenblick Zeit und versetzen Sie sich in die Lage aller Beteiligten: Wie fühlen Sie sich als älterer Mensch, der ins Heim einzieht? Wie fühlen Sie sich als Tochter oder Sohn, der seine Mutter oder seinen Vater ins Heim bringt? Wie fühlen Sie sich als Mitarbeitende, die eine neue Bewohnerin erwartet? Vielleicht soll sie genau in das Zimmer einziehen, in dem Sie gerade von einer Bewohnerin Abschied genommen haben, die Sie besonders mochten…	(▸ S. 34)

Übungen	Seite

Wann sind Sie Anwalt für andere? (▶ S. 37)

Denken Sie einmal an Ihre Eltern: An eine Situation, in der Sie sich für sie eingesetzt haben. Vielleicht konnten sie nicht mehr selbst für ihr Recht eintreten und Sie haben für sie gehandelt. Vielleicht haben Sie Kinder, für deren Rechte Sie sich einsetzen müssen. Wie fühlen Sie sich dabei? Was geht Ihnen alles durch den Kopf? Was nehmen Sie alles auf sich? Wo ziehen Sie vielleicht Grenzen? Ab wann holen Sie sich Hilfe?

Kurz nachgefragt (▶ S. 39)

Fühlen Sie sich schnell angegriffen? Haben Sie oft das Bedürfnis, sich verteidigen zu müssen? Was war da los? Gibt es bei den Beispielen ein Muster, das sich wiederholt?

Üben Sie Gelassenheit (▶ S. 40)

Treten Sie innerlich einen Schritt zurück, gehen Sie also nicht gleich in den Angriffsmodus über. Atmen Sie bewusst tief ein und aus. Machen Sie sich klar, dass die Angehörige in innerer Not ist und dass es nicht gegen Sie persönlich geht. Sie sind nur der aktuelle Blitzableiter. Man muss sich trotzdem nicht alles gefallen lassen und so könnten Sie Ihr bewusstes Atmen mit den Worten verbinden: »Ui, bei so viel Sturm, der mir da entgegenkommt, muss ich erst mal tief ein- und ausatmen!« Sie werden sehen, dass so ein Satz schon die Situation auflockern kann, weil die Angehörige merkt, was sie da gerade gesagt und getan hat. Vielleicht entschuldigt sie sich sogar.

10 x dankbar (▶ S. 41)

Schreiben Sie täglich 10 Dinge auf, für die Sie dankbar sind. Anfangs geht es vielleicht gar nicht so leicht. Wenn Sie es einige Wochen gemacht haben, fließen die Sätze nur so aus Ihnen heraus. Sie werden merken, wie viel Gutes es in Ihrem Leben gibt. Dadurch werden auch Ihre Gedanken beeinflusst. Sie werden merken, dass Sie die Welt positiver betrachten können als vorher. »Ich bin so glücklich und dankbar, dass ich heute Morgen wieder gesund und ausgeruht aufgewacht bin.« – »... dass ich Urlaub habe« – »... dass ich einen wunderbaren Partner habe, der mich liebt.« – »... dass ich stolze Mutter bin« – »... dass ich zu Essen habe« – »... dass ich gesund bin«

10 x gut gelungen

Schreiben Sie täglich 10 Dinge auf, die Ihnen an diesem Tag gut gelungen sind. Das kann privat sein und auch bei der Arbeit.

<table>
<tr><th>Übungen</th><th>Seite</th></tr>
<tr><td>Wie treffen Sie Entscheidungen?
Nehmen Sie sich einmal die Zeit, sich selbst zu beobachten, wenn Sie Entscheidungen treffen:
• Vermeiden Sie damit etwas?
• Wollen Sie damit etwas erreichen?

Nehmen Sie zuerst nur einmal wahr, welchen Weg Sie gehen. Beurteilen Sie sich nicht, sondern nehmen Sie nur wahr. In einem zweiten Schritt können Sie dann Ihre Entscheidungen verändern hin zu einem Leben, das Sie selbst gestalten.</td><td>(▶ S. 46)</td></tr>
<tr><td>Wie war Ihr Beginn?
Erinnern Sie sich bitte an Situationen, in denen Sie der Neuankömmling waren, vielleicht im Krankenhaus im Mehrbettzimmer oder in einer Kur- oder Reha-Einrichtung:
• Was hat Ihnen geholfen, gut anzukommen?
• Was haben Sie gebraucht?
• Was war ganz schwierig für Sie?
• Welches Verhalten Ihrer Mitpatient*innen hätte/hat Ihnen geholfen, mit der neuen Situation warm zu werden?
• Was haben Sie sich für Gedanken gemacht über Ihr Leben? (Bei einem Reha- oder Kuraufenthalt geht es ja auch um das Bedenken des bisherigen Lebens und evtl. notwendiger Veränderungen)</td><td>(▶ S. 64)</td></tr>
<tr><td>Was ist für Sie ein gutes Gespräch?
Welche Bedingungen sollten aus Ihrer Sicht bei einem guten Gespräch erfüllt sein? Wie möchten Sie sich danach fühlen? Wie möchten Sie von Ihrem Gesprächspartner angesprochen werden?</td><td>(▶ S. 70)</td></tr>
<tr><td>Praktische Trauerunterstützung
Haben Sie schon um einen lieben Menschen getrauert?

Was hat Ihnen im ersten Monat gutgetan? Erinnern Sie sich noch?</td><td>(▶ S. 108)</td></tr>
<tr><td>Reflexion
Was antworten Sie, wenn Sie gefragt werden?
• Warum wurden Sie Pflegekraft?
• Warum Betreuungskraft?
• Was war der Beweggrund? Oder gab es mehrere?</td><td>(▶ S. 115)</td></tr>
<tr><td>Reflexion
• Was ist für Sie persönlich »erfüllte« Zeit?
• Wie können Sie mehr und mehr davon in ihren Alltag einbauen und damit zufriedener leben?</td><td>(▶ S. 117)</td></tr>
</table>

Übungen	Seite
Was bringt Sie zum Lachen? Überlegen Sie einmal, welche Art von Humor Ihren besonders entgegenkommt. Wie oft lachen Sie am Tag? Möchten Sie gerne mehr lachen? Und sich dadurch besser fühlen? Es bewirkt übrigens schon etwas in Ihrem Körper, wenn Sie einfach lächeln. Sie können nicht lächeln und gleichzeitig negativ denken! Versuchen Sie es! Und andersherum, wenn Sie ein grimmiges Gesicht machen, können Sie nicht fröhlich sein. Erstaunlich, oder? Also, warum nicht gleich immer wieder Lächel-Einheiten einlegen oder/und sich mit humorvollen Menschen umgeben. Es gibt inzwischen auch Lach-Stimmen, die Sie sich auf Ihr Handy spielen können. Hier und da, wenn es zu heftig im Dienst wird, könnten Sie sich einen Lacher anhören und sich anstecken lassen. Das löst Spannungen und lässt besser weiterarbeiten. Viel Freude dabei!	(▶ S. 127)

Selbstwertgefühl/Selbstfürsorge

Tab. 15: Übungen zu Selbstwertgefühl und Selbstfürsorge

Impulse für tägliche Übungen	
Schreiben Sie täglich 10 Dinge auf, für die Sie dankbar sind. (Führen Sie immer mal wieder über mehrere Wochen ein Dankbarkeitstagebuch)	Finden Sie heraus, was Sie am meisten erfreut im alltäglichen Leben und gönnen Sie es sich.
Lächeln Sie sich im Spiegel an.	Lernen Sie, mit sich selbst gerne Zeit zu verbringen.
Kommen Sie mit sich selbst ins Reine.	Bauen Sie täglich Schönes ein in Ihr Leben. (Da fällt Ihnen sicherlich viel ein!)
Beginnen Sie jeden Tag mit Gutem und lassen Sie Ihre Tage ebenso mit Gutem ausklingen. (z. B. gute Gedanken, schöne Musik, eine Tasse Kaffee oder Tee; die Dankbarkeitsübung)	Lernen Sie stolz auf sich zu sein!
Freuen Sie sich und lachen sie viel!	Machen Sie auch immer wieder etwas Verrücktes, wenn es Ihr Herz erfreut. (So darf Ihr inneres Kind wieder aufleben!)
Lernen Sie Ihre Gefühle wahrzunehmen und nehmen Sie sie ernst. Handeln Sie entsprechend.	Lernen Sie Stille zu schätzen und erfahren Sie die Kraft, die Ihnen daraus erwächst.
Lernen Sie »Nein« zu sagen, ohne ein schlechtes Gewissen dabei zu empfinden (es ist zugleich ein »Ja« zu Ihnen)	Achten Sie immer mehr auf Ihre innere Stimme. Lernen Sie ihr zu vertrauen und hören Sie immer öfter auf sie.
Sparen Sie nicht mit Komplimenten in Ihrem Umfeld! Sie werden sehen, dass das keine Einbahnstraße bleibt.	Seien Sie kreativ! Wandeln Sie »Probleme« in »Lösungen« um!
Halten Sie unbedingt alle Versprechen/ Absprachen ein, die Sie sich selbst geben. Seien Sie sich selbst gegenüber zuverlässig	Nehmen Sie sich immer mal wieder Zeit, innezuhalten und ehrlich Ihre Stärken und Schwächen zu bedenken.

Tipp

Fangen Sie mit wenig an! Vielleicht mit dem Bereich, der Sie jetzt besonders anspricht. So begeben Sie sich auf eine innere Reise, die mit einem ersten kleinen Schritt beginnt. Sie könnten diese Tabelle auch für kopieren und auseinanderschneiden, laminieren und sich für eine Woche ein Kärtchen ziehen, das Sie dann besonders beherzigen. Vielleicht finden Sie jemanden, der mitmacht? Zusammen ist einfacher.

Ich wünsche Ihnen viele gute und ermutigende Erfahrungen dabei!

Links zu Texte und Musik zum Abschied

Trauersprüche
https://november.de/ratgeber/trauerhilfe/trauerkarte/trauersprueche/

Trauermusik-Auswahl
https://www.bestattungshaus-giesler.de/de/trauerfall/trauermusik/

Frank Maibaum (mit vielen Texten, Musikstücken, Liedern und Anregungen)
https://www.abschiedstrauer.de/

Viele Informationen gibt es auch hier:
https://www.bestattungen.de

Literatur

Bernier L, Lenghan R et al. (2017): Die Strichmännchen-Technik: Für emotionale Selbstheilung, Lösung aus Abhängigkeiten und für gute Beziehungen - nach Jacques Martel. VAK, Kirchzarten.

Bowlby J (2019): Das Glück und die Trauer. Herstellung und Lösung affektiver Bindungen. Klett Cotta, Stuttgart.

Grün A (2022): Abschiede – Aufbruch in neue Welten: Vom Mut loszulassen und der Kraft weiterzugehen. Herder, Freiburg.

Holder-Franz M, Saunders C (2009): Sterben und Leben: Spiritualität in der Palliative Care. Theologischer Verlag, Zürich.

Kast V (2013): Trauern: Phasen und Chancen des psychischen Prozesses. Herder, Freiburg.

Kostrzewa S (2013): Lernbuch Lebensende. Vincentz, Hannover.

Kruse A (2021): Vom Leben und Sterben im Alter: Wie wir das Lebensende gestalten können. Kohlhammer, Stuttgart.

Kuschke G (2016): Was bedeutet »Trauer«? Trauerphasen-Modelle und Trauerreaktionen im Vergleich. Grin, München.

Misch F (2008): Interaktion mit Sterbenden: Beobachtungen für Ärzte, Schwestern, Seelsorger und Angehörige – eine Studie von Barney G. Glaser und Anselm L. Strauss. Grin, München.

Müller-Hergl C, Güther H, Brooker D, Kitwood T (2022): Demenz. Der person-zentrierte Ansatz im Umgang mit verwirrten, neurologisch beeinträchtigten Menschen. 9. Aufl. Hogrefe, Göttingen.

Oerter R, Montada L (2002): Entwicklungspsychologie. Beltz, Weinheim.

Proctor B (2022): Ändere Dein Paradigma, ändere Dein Leben. Life Succes Media, Innsbruck.

Rogers C (1983): Die klientenzentrierte Gesprächspsychotherapie. Fischer, Frankfurt.

Rosenberg MB (2016): Gewaltfreie Kommunikation: Eine Sprache des Lebens. Junfermann, Paderborn.

Rudert B, Kiefer B (2007): Der therapeutische Tischbesuch. TTB – die wertschätzende Kurzzeitaktivierung. Vincentz, Hannover.

Rudert B, Kiefer B (2009): Die TTB-Fühlschnur: Materialien zur wertschätzenden Kurzaktivierung. Vincentz, Hannover.

Schmidt-Hackenberg U (2013): 10-Minuten-Aktivierung als Methode. Vincentz, Hannover.

Schulz von Thun F (2014): Miteinander reden 1–4. Rowohlt, Hamburg.

Stroebe M, Schut H (1999): »The dual process model of coping with bereavement: rationale and description«, in: Death Studies, Vol. 23, Nr. 3, S. 197–224.

Ware B (2015): 5 Dinge, die Sterbende am meisten bereuen: Einsichten, die Ihr Leben verändern werden. Goldmann, München.

Watzlawick P (2016): Menschliche Kommunikation: Formen, Störungen, Paradoxien. Hogrefe, Göttingen.

Worden W (2017): Beratung und Therapie in Trauerfällen: Ein Handbuch. Hogrefe, Göttingen.

Register